LAS **MEDICINAS NATURALES** DE LA ABUELA

A mi madre Chiara,
que ha mantenido viva en su recuerdo
la tradición de los tiempos pasados.

Traducción de José Luis Trullo.

ISBN: 979-8-89956-447-5

DIANA CALCAGNO

LAS **MEDICINAS NATURALES** DE LA ABUELA

Remedios tradicionales para tratar dolencias comunes de forma natural

dve PUBLISHING

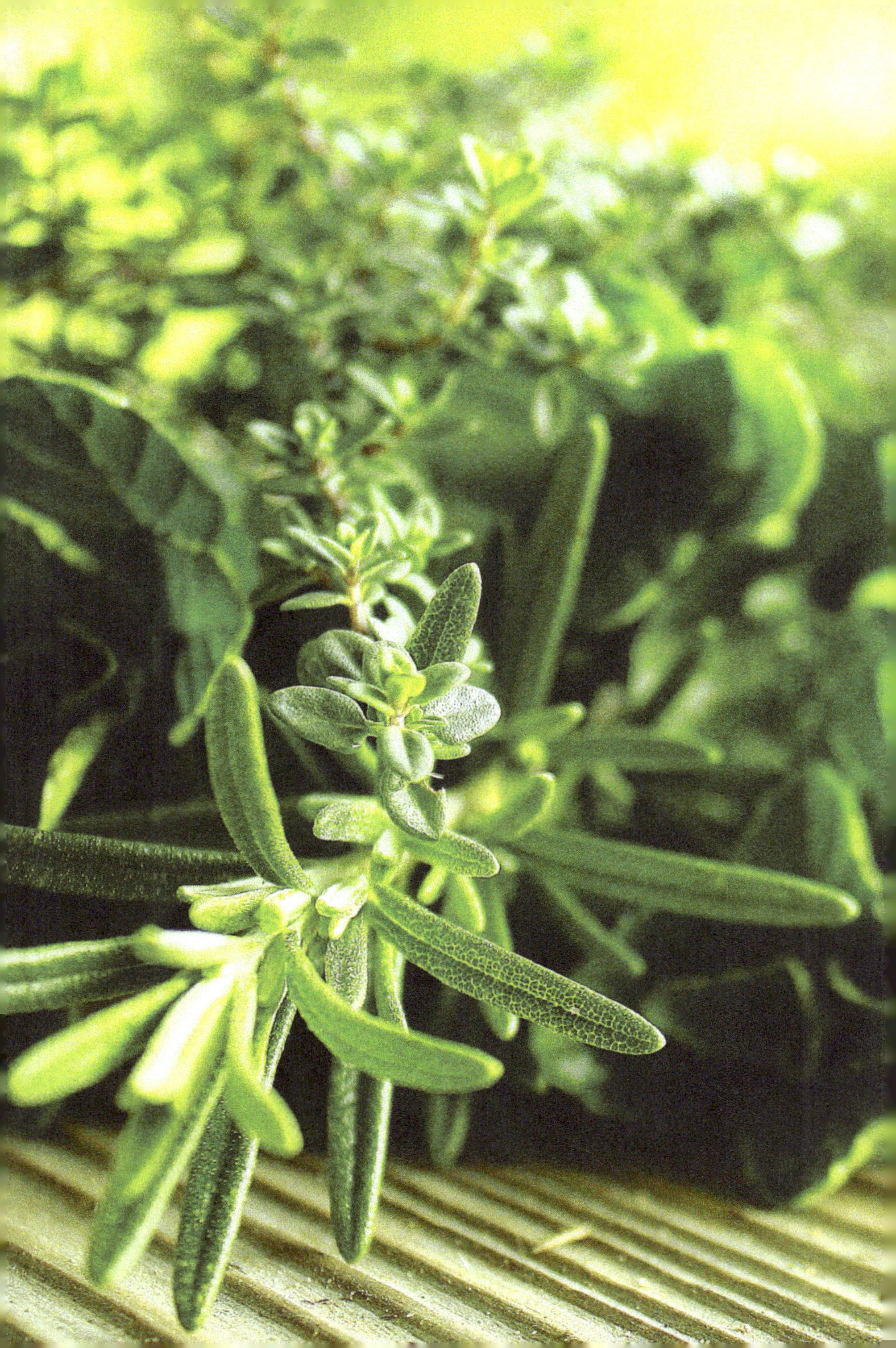

Índice

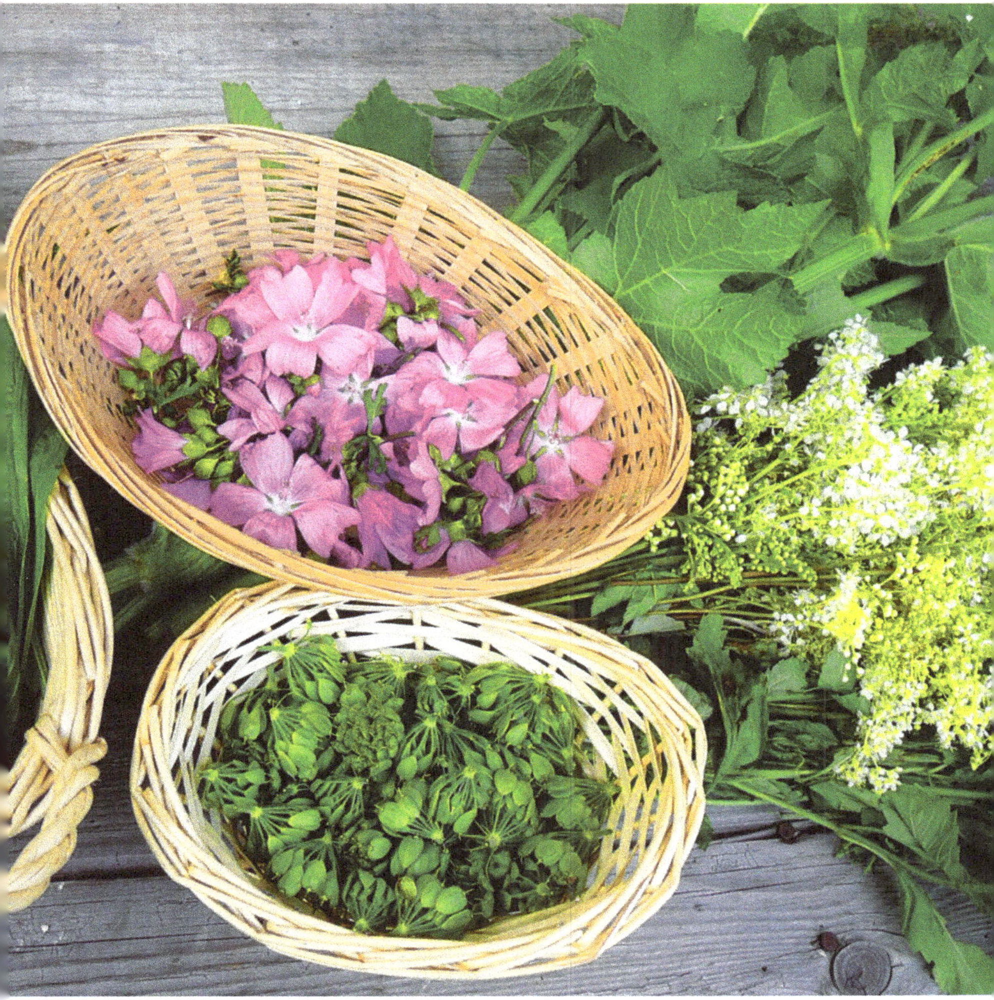

Introducción

La época de nuestros abuelos, es decir, aquellos años más tranquilos y felices que los actuales, con mayor grado de intimidad familiar y de contacto con la naturaleza, esa era que parece remota y que en cambio está a la vuelta de la esquina, que nos parece pasada de moda y perdida pero que reaparece tiernamente ante nosotros, como una película muda, al contemplar una flor en el campo, al percibir un aroma rústico olvidado o cuando vemos preparar en la farmacia o en la herboristería una tisana que parecía sepultada en la noche de los tiempos, cuyo nombre (tilo, androsemo, malva, bolsa de pastor...) nos suscita, como por arte de magia, la imagen de un mundo ancestral.

Abordamos este libro con cariño y simpatía, no sólo movidos por el afecto reverente que nace de nuestros recuerdos personales por las espléndidas horas de goce y plenitud transcurridas junto a nuestras abuelas, sino sobre todo por el sentimiento de profunda gratitud a estas maestras de vida, de terapia y de higiene familiar, gratitud por su conocimiento del mundo de la naturaleza.

Precisamente porque de sus labios aprendimos, entre cuento y cuento, los primeros rudimentos sobre los fármacos vegetales, sobre el reconocimiento del campo y sobre la forma más adecuada de preparar las diversas medicinas y de optimizar su empleo.

En aquel tiempo, las primeras consultas acerca de cualquier problema de salud siempre iban dirigidas a las mujeres, porque, según Zanetti, «son más conservadoras que los hombres, porque se han resistido a olvidar las antiguas tradiciones y porque son ellas quienes se encargan de proporcionar, en la medida de sus posibilidades, un alivio a quien sufre».

A los remedios que ofrecía la propia naturaleza, nuestras abuelas atribuían, además, un sentido sagrado, basándose en el precepto del *Eclesiastés* que advertía: «Altissimus creavit de terra medicamenta et vir prudens non abhorrebit illa» (es decir, «Dios hizo brotar las medicinas de la tierra y el hombre sabio las apreciará como tutoras de su salud»).

Esta fe mística, unida a la confianza que se depositaba en la experiencia de la tradición y el pasado, ejercía un influjo beneficioso sobre los distintos tratamientos que se llevaban a cabo en el círculo familiar.

Hoy en día, hemos comprobado la importancia que tiene, en el plano psicológico, un estado de ánimo de confianza respecto a los fármacos administrados, que, de esta forma, ven potenciados sus efectos y su acción terapéutica.

En este sentido, escribe el gran médico fitoterapeuta Vidouze: «Si las plantas tienen virtudes medicinales, si el Sol, la Luna y los astros impregnan con sus radiaciones todo lo que existe sobre la Tierra, habrá que admitir que estas acciones se deben a una Entidad superior; por el contrario, los fármacos sintéticos creados por el hombre provienen únicamente de su cerebro».

En realidad, se trata de dos mundos antagónicos: uno demuestra la omnipotencia del Creador (puesto que, para cada enfermedad o lesión, hay un remedio natural adecuado), mientras que el otro crea, a través de la química o la farmacología, nuevos principios activos para demostrar el poder demiúrgico y prometeico del hombre.

Hay que añadir que, dado que los fármacos vegetales han sido elaborados previamente y son ricos en cofactores biológicos sinérgicos entre sí, son mejor tolerados por nuestro organismo, el cual, por el contrario, reacciona generalmente contra las sustancias químicas que le son totalmente nuevas y desconocidas.

Que los fármacos sintéticos no siempre respetan el complejo y delicado equilibrio del organismo es cosa sabida, y no vamos a insistir demasiado sobre intoxicaciones crónicas, trastornos secundarios a nivel gástrico y hepático, intolerancia e insensibilizaciones alérgicas, etc.

Hoy en día, son muchos los que consideran como curanderismo un enorme patrimonio fitoterapéutico acumulado a lo largo de siglos por las generaciones que nos han precedido, sin pensar que se trata del fruto de una experiencia colectiva atesorada por nuestros padres en una época en la que tenían todo el tiempo del mundo para observar detenidamente los remedios que ofrece la naturaleza, de los que nuestra sociedad se ha alejado.

Como es obvio, hay que mantener cierto equilibrio a la hora de enjuiciar todo este acervo fitoterapéutico: por un lado, controlar la validez de las aplicaciones, a la luz de las comprobaciones prácticas modernas; y, por otro, extraer de las indicaciones del pasado todo lo que tienen de bueno y que puede llevarse a la práctica hoy, que es mucho.

La ingente herencia de la medicina y los tratamientos de belleza de nuestras abuelas debe ser cribada racionalmente y comprobada experimentalmente, pero no (como hacen muchos) olvidada y considerada, con demasiada presunción y superficialidad, como superada.

Sería muy poco científico tanto tomarlo en consideración en todos sus detalles como aceptarlo y llevarlo a la práctica con los ojos cerrados, sin ningún tipo de examen crítico.

En cuanto a este análisis crítico de elecciones y comprobaciones, este libro de Diana Calcagno se revela como una auténtica mina de sugerencias útiles y valiosos consejos.

En una época como la nuestra, en la que la fitoterapia y los tratamientos naturales están recuperando el favor de la gente, un libro como este no sólo representa un documento sobre la terapia natural que nuestras abuelas habían aprendido del pasado, sino que ofrece además una panorámica de valoraciones seguras y fiables que merecen ser tomadas en consideración y ser llevadas a la práctica.

Todo ello ensalza la tarea de la autora, originaria de la Liguria (es decir, de una región italiana en la que permanecen firmemente ancladas las tradiciones de la medicina popular). Hay un dicho de la Alta Val Nervia (Italia) que dice: «Si el remedio de la abuela no te tomas, llora luego a Nuestra Señora».

Y es que nuestras abuelas estaban convencidas de las propiedades beneficiosas para la salud de las plantas *(in herbis salus)* y conservaban celosamente, a menudo acrecentándola con nuevas observaciones, la farmacopea familiar, cuyas raíces se perdían en la noche de los tiempos (y que hoy en día se tiende a colocar junto a los mitos), pero que sin duda contribuía a la unión familiar y a valorar los consejos y la experiencia de los mayores.

PAOLO ROVESTI
Ex presidente del Centro Italiano de Herboristería,
de la Unión Técnica Italiana de Farmacéuticos
y del Instituto de Investigaciones
sobre Derivados Vegetales de Milán

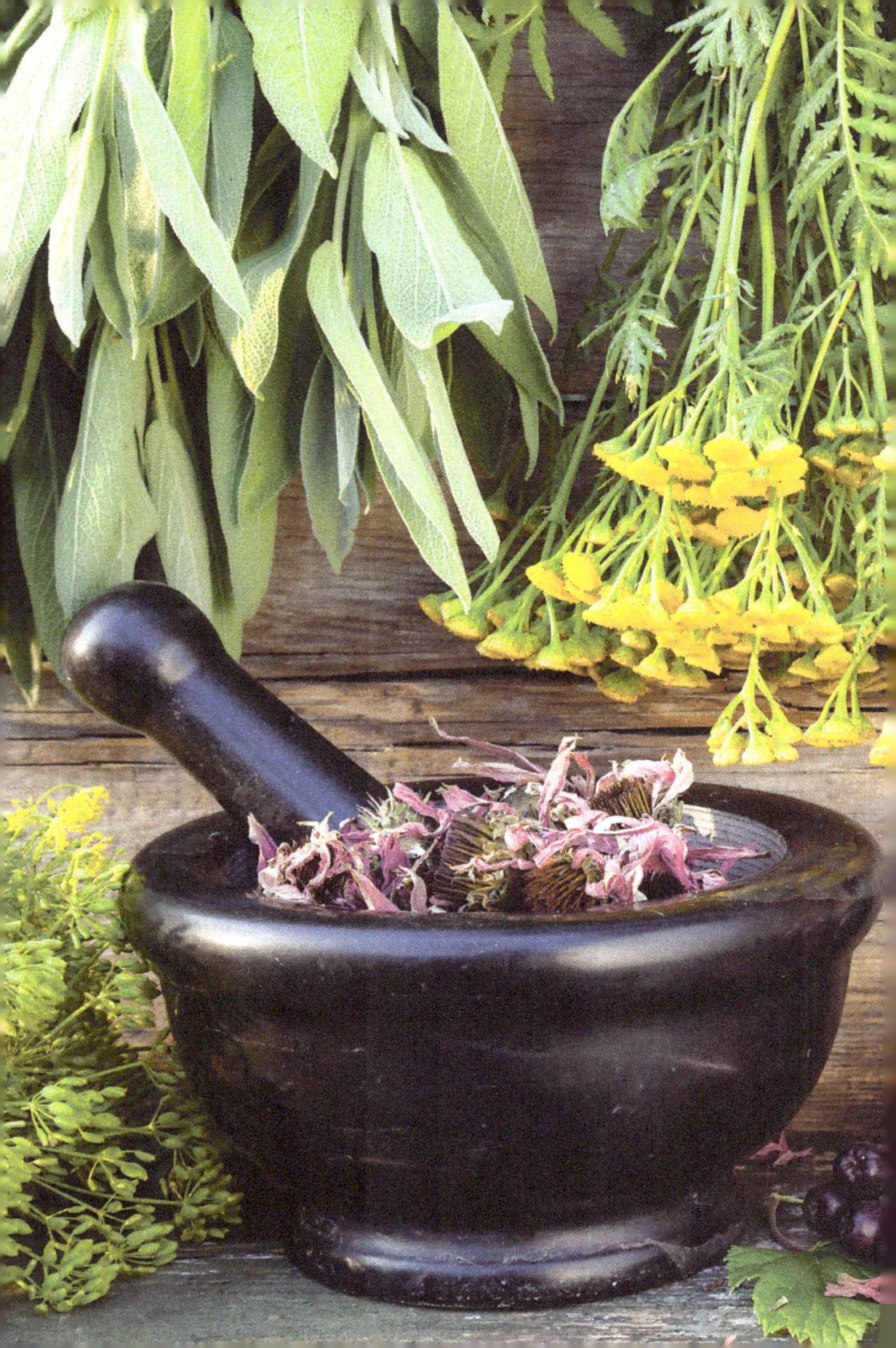

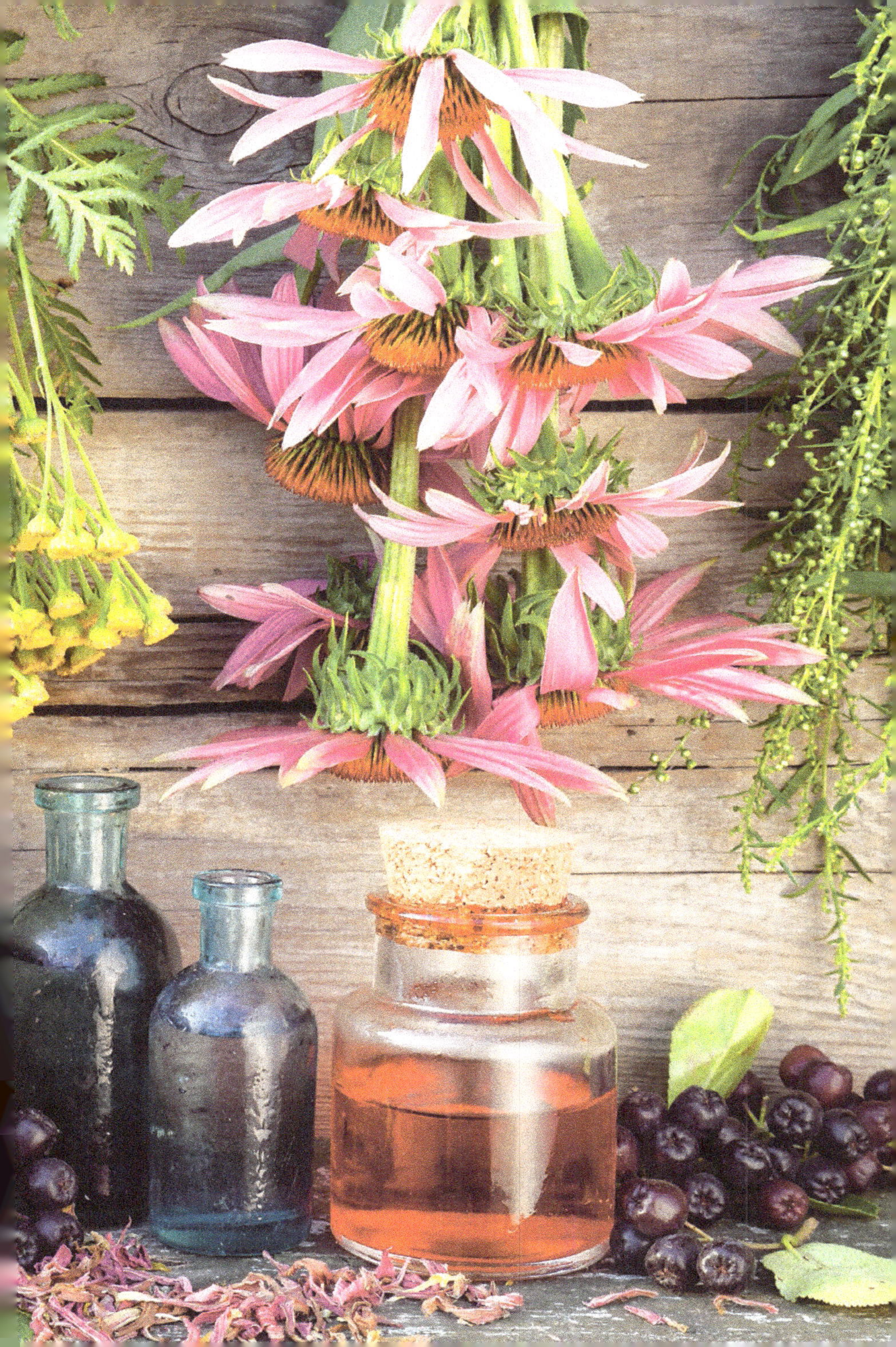

La farmacopea de la abuela

Vivimos en un siglo marcado por la ciencia y el mecanicismo; cada siglo, es verdad, tiene sus propios dioses: el nuestro eleva la ciencia y la técnica a la categoría de ideal supremo, de motor de cualquier acción humana.

La medicina escudriña minuciosamente el cuerpo humano con ayuda de instrumentos electrónicos, tratando de ocuparse de sus órganos de manera selectiva en cuanto realidad física autónoma, desprendida e independiente del conjunto del que forma parte.

Paralelamente, la química y la farmacología no escapan a esta actitud, de forma que, mientras aquella nos proporciona un número inagotable de productos milagrosos para cualquier necesidad doméstica, esta recurre a fármacos de complicada fórmula obtenidos mediante sofisticadas síntesis de laboratorio. Esto se traduce en un sinfín de productos para limpiar, abrillantar, lavar y desincrustar ante los cuales la capacidad de elección de una persona sensata corre el riesgo de embotarse, hasta el punto de verse abocado a decidirse por uno u otro en función de los martillazos que le asesta la publicidad, a los que no puede sustraerse.

La consecuencia es una invasión irracional y aberrante de medicamentos que en ocasiones pueden resultar útiles, pero que con frecuencia son más perjudiciales que beneficiosos, especialmente para problemas leves.

Sin embargo, como ya hemos dicho, hay quien empieza a evadirse de esta «sociedad en píldoras» de origen eminentemente consumista. Miramos a nuestro alrededor y nos percatamos de que la naturaleza está dispuesta a proporcionarnos remedios eficaces contra los achaques humanos y, sobre todo, para prevenirlos.

El interés renovado hacia los tratamientos con hierbas y otros remedios de tipo natural para las necesidades caseras ha sido demostrado de modo convincente en congresos, exposiciones y debates al más alto nivel, así como en artículos al respecto. El uso de plantas oficinales pone en práctica nuevas estrategias de tratamiento que, aun sin constituir en ningún caso una novedad, se nos antojan el «último grito» en el campo de la medicina aplicada, al tiempo que inauguran terapias que poseen, por lo demás, efectos psicológicos muy notables.

En cualquier caso, sería absurdo pensar que las hierbas son la panacea para curar todos los males o que podemos combatir todos los trastornos y enfermedades con los remedios de la abuela.

Si así lo hiciéramos, demostraríamos una gran falta de sentido común, que es justo lo contrario de lo que propugnaban nuestras abuelas, para quienes sus curas y remedios se subordinaban, ante todo, a la experiencia práctica y a los resultados efectivos que conseguían con ellos.

Ciertas enfermedades (aún más, la mayoría de ellas) son competencia de la medicina oficial: la penicilina y los antibióticos son hallazgos valiosos e insustituibles para tratar muchas alteraciones orgánicas graves, en los estados patológicos irreversibles. Pero de ahí a engullir antibióticos, psicofármacos y sedantes como si fueran caramelos inocuos hay un abismo.

Los pequeños achaques —como dolor de cabeza persistente, indigestiones, hinchazones de las extremidades o resfriados— no requieren, en la mayor parte de los casos, los remedios drásticos a los que estamos acostumbrados, tan acostumbrados que algunos incluso ya no nos hacen efecto. Es más, los medicamentos químicos alteran a la larga el equilibrio general del organismo, provocando reacciones negativas que en ocasiones resultan difíciles de controlar.

De ahí la utilidad de conocer todas las recetas que eran patrimonio de nuestras abuelas y bisabuelas, recetas que tienen la ventaja de curar ciertos achaques, de hacer desaparecer muchos trastornos, de prevenir los inevitables malestares a los que estamos más o menos expuestos, sin dañar el cuerpo.

Recetas

Cataplasma

Es el remedio típico de aplicación local que se emplea para curar las afecciones de la piel, hinchazones, contusiones, heridas, llagas, úlceras o dolores reumáticos.

Para preparar la cataplasma, se majan las hierbas frescas y se vierte el jugo sobre un pañuelo que se aplicará sobre la parte afectada.

Otro método consiste en hervir la hierba en un poco de leche y, una vez que esta se haya evaporado, se extiende el ungüento tibio sobre el pañuelo. En ciertos casos, puede usarse vinagre en lugar de leche.

La cataplasma también puede prepararse con harina de semillas de lino, arcilla (menos corriente) u otras sustancias dotadas de propiedades terapéuticas.

Decocción

Se obtiene al hacer hervir durante mucho tiempo en agua las raíces, la corteza, las ramas o las semillas de una planta.

Tanto la madera como las raíces deben ser majadas o raspadas, desmenuzadas y trituradas antes de ponerlas a hervir. A continuación, se ponen a macerar en agua fría durante 12 horas aproximadamente.

La ebullición a fuego lento puede tener una duración que va de 20 minutos a varias horas, en función de las indicaciones: por lo general, la decocción se cuela enseguida con un colador normal, o se filtra con un pedazo de tela que estrujaremos después para recuperar al máximo el jugo.

Elixir (o licor)

Es un preparado de jarabe de una o varias plantas y medicinales aromáticas con alcohol.

Pueden prepararse los elixires con las tinturas de plantas añadiendo azúcar y agua.

Infusión

Es la preparación más sencilla para obtener una bebida más ligera que la decocción, pero igualmente eficaz. Para la infusión se utilizan hojas, flores, raíces u otras partes de las plantas. El conjunto se reduce a trocitos, se vierte en agua hirviendo y se deja macerar unos minutos, o más. Taparemos el recipiente mientras el vegetal permanece en infusión. Para colar o filtrar el líquido, se puede usar un colador normal o un trozo de tela.

En ocasiones, para obtener una infusión se emplea, en lugar de agua, vino, vinagre o alcohol.

Para aprovechar todos los principios activos que contiene la infusión, hay que estrujar el residuo que queda tras filtrarla.

Jarabe (o sacarolito)

Es una solución de agua y azúcar en la que se disuelven extractos de plantas medicinales o aromáticas.

Maceración

Para extraer todos los principios medicamentosos de una o varias plantas, se vierten estas en una dosis establecida previamente de agua fría, alcohol, vinagre o vino, y se dejan macerar durante unas horas, o incluso días o semanas. También en este caso, tras colar o filtrar el líquido, hay que estrujar los restos que hayan quedado en el colador o el trozo de tela.

Tintura

Es la maceración en frío de hojas y otras partes de una planta en alcohol de 60° o 70°.

La operación se puede llevar a cabo de dos maneras. La primera consiste en verter en una botella alcohol de la graduación indicada y poner a macerar la planta medicinal desmenuzada en trozos pequeños, durante 4 o 5 días; se pasa entonces el líquido a través de un papel de filtro y se guarda en una botellita cuyo tapón, a ser posible, tenga un cuentagotas.

La otra opción es dividir la dosis de alcohol en dos partes. En la primera se pone a macerar el fármaco durante 4 o 5 días. Se filtra el líquido, se vierte en una botellita y el residuo de la maceración se pone de nuevo en infusión en la segunda parte de la dosis de alcohol.

Transcurridos otros 4 o 5 días, se filtra también este segundo líquido y se añade al primero.

Las tinturas se administran a gotitas y se diluyen en un poco de agua, o bien se aplican sobre un terroncito de azúcar.

Ungüento

Se prepara mezclando hierbas o jugos de hierbas u otras sustancias medicamentosas con grasas, lanolina o sebo.

Esta preparación es de carácter improvisado y debe utilizarse en el curso de pocos días.

Vino medicinal

Se hace macerar en vino las hierbas elegidas —desmenuzadas o trituradas— y se dejan reposar durante un tiempo.

A continuación, filtraremos el vino y lo conservaremos en una botella.

Para la preparación de este tipo de medicamento se aconseja utilizar siempre un vino de primera calidad.

La recolección de las hierbas

por Candida Pialorsi Falsina

Achicoria, lirio, lúpulo, malva, manzanilla, pervinca, violeta tricolor: todos estos nombres nos resultan familiares. Por tanto, es natural que nos preguntemos si no sería preferible que nosotros mismos recolectáramos esas hierbas, en lugar de dirigirnos al herbolario.

En teoría, diríamos que sí, dado que la planta fresca siempre está más activa que la seca, ya que los aceites balsámicos están íntegros, los principios activos no se han oxidado y el proceso de deshidratación aún no se ha iniciado. Pero, realmente, casi diremos que no, por las siguientes razones: los prados cercanos a carreteras asfaltadas «inhalan» constantemente los gases que emiten los tubos de escape de los coches, que poseen un generoso contenido en plomo.

Los campos, por su parte, son tratados con pesticidas, cuyos residuos en ocasiones se acumulan en la propia constitución orgánica de la planta. De este modo, los principios activos de la planta se ven alterados, tanto cuantitativa como cualitativamente, por el uso de abonos químicos.

No se trata de un comentario realizado a la ligera: al contrario, se trata de una reflexión muy consciente acerca de la realidad que nos rodea, que hay que tener en cuenta para poder determinar cuáles son los suelos adecuados y los parajes más indicados en los que aún se pueda recolectar esas hierbas que deben permanecer como un regalo de la madre naturaleza.

Por tanto, no se recomienda en absoluto ir recogiendo achicoria por las zanjas que discurren junto a las carreteras, ni tampoco verbasco (cuya belleza y luminosidad parece invitarnos a recolectarlo sin dilaciones). Cuidado también con recoger hierbas en prados irrigados con aguas que puedan ser tóxicas.

Los mejores lugares para buscar hierbas son las montañas, los terrenos silvestres muy aislados, las pequeñas islas y las costas mediterráneas, alejadas del tráfico rodado.

No creemos oportuno hablar aquí de los problemas de radiaciones, dado que excede nuestras posibilidades de defensa, así como los de la lluvia ácida. Por desgracia, también las plantas y las hierbas padecen una contaminación atmosférica que ha adquirido una dimensión universal.

No podemos más que esperar que el sentido común se imponga sobre la especulación, de manera que el panorama mejore. Por el contrario, sí podemos defendernos de pesticidas y abonos químicos: así, ya hay países que han promulgado leyes para controlar la calidad de las hierbas comercializadas, lo que les permite volver a tomar con total tranquilidad sus tisanas.

Con todo esto, tenemos que ir acostumbrándonos a prescindir de las infusiones preparadas con flores de malva recogidas con nuestras propias manos.

Si tenemos la posibilidad de acceder a los parajes adecuados que hemos señalado anteriormente, debemos ser capaces de saber recolectar las plantas de la manera correcta. Ante todo, la primera vez es necesario hacerse acompañar por un recolector experimentado, para no cometer errores de bulto que podrían resultar letales.

Nos haremos además con un manual ilustrado y claro en el que figuren las hierbas en sus sucesivas fases de desarrollo (antes, durante y después de la floración). Buscaremos información sobre cuál es la época adecuada para la recolección. Respetaremos al máximo el medio ambiente, con el fin de no empobrecer el patrimonio floral de la zona, lo que imposibilitaría recolecciones posteriores.

Emplearemos herramientas adecuadas para la recogida (navajitas afiladas, unas buenas tijeras para no dañar la planta...).

Por último, respetaremos en la medida de lo posible las yemas y evitaremos la recogida de raíces de plantitas en pleno proceso de crecimiento.

Las hierbas recolectadas se guardarán con cuidado en bolsas de plástico, en cuyo fondo habremos dispuesto antes unas hojas de papel doblado y humedecido. Así, mantendremos las plantas en un buen nivel de humedad. Una vez de vuelta en casa, sacaremos de inmediato las hierbas de las bolsas y las lavaremos con cuidado, para que no pierdan sus valiosas propiedades.

Podemos tener el placer de utilizar una hierba saludable y fresca incluso si vivimos en la ciudad: una maceta en la terraza o el alféizar de una ventana nos permitirá cultivar menta, perifollo, hisopo, tomillo, hierba luisa, salvia, mejorana, romero, albahaca, artemisa, estragón y, siempre que empleemos unos contenedores adecuados, berro.

Estas hierbas pueden cultivarse con humus orgánico y no tratarlas con abonos químicos líquidos ni sólidos, así como tampoco con antiparasitarios. De este modo, podremos disfrutar preparándonos, por ejemplo, una tisana digestiva con las hojitas frescas de poleo recolectada en nuestro «huerto ecológico familiar».

En conclusión, vayamos con toda confianza a nuestro herbolario para hacernos con cualquier hierba que necesitemos, pero al mismo tiempo, y si vivimos en un lugar adecuado, no perdamos la oportunidad de convertirnos en unos expertos «herboristas recolectores» como en los viejos tiempos.

Volver a casa con una bolsita de flores de perpetua amarilla o de romero, recolectadas en las costas rocosas de nuestro Mediterráneo, no nos servirá sólo para enriquecer

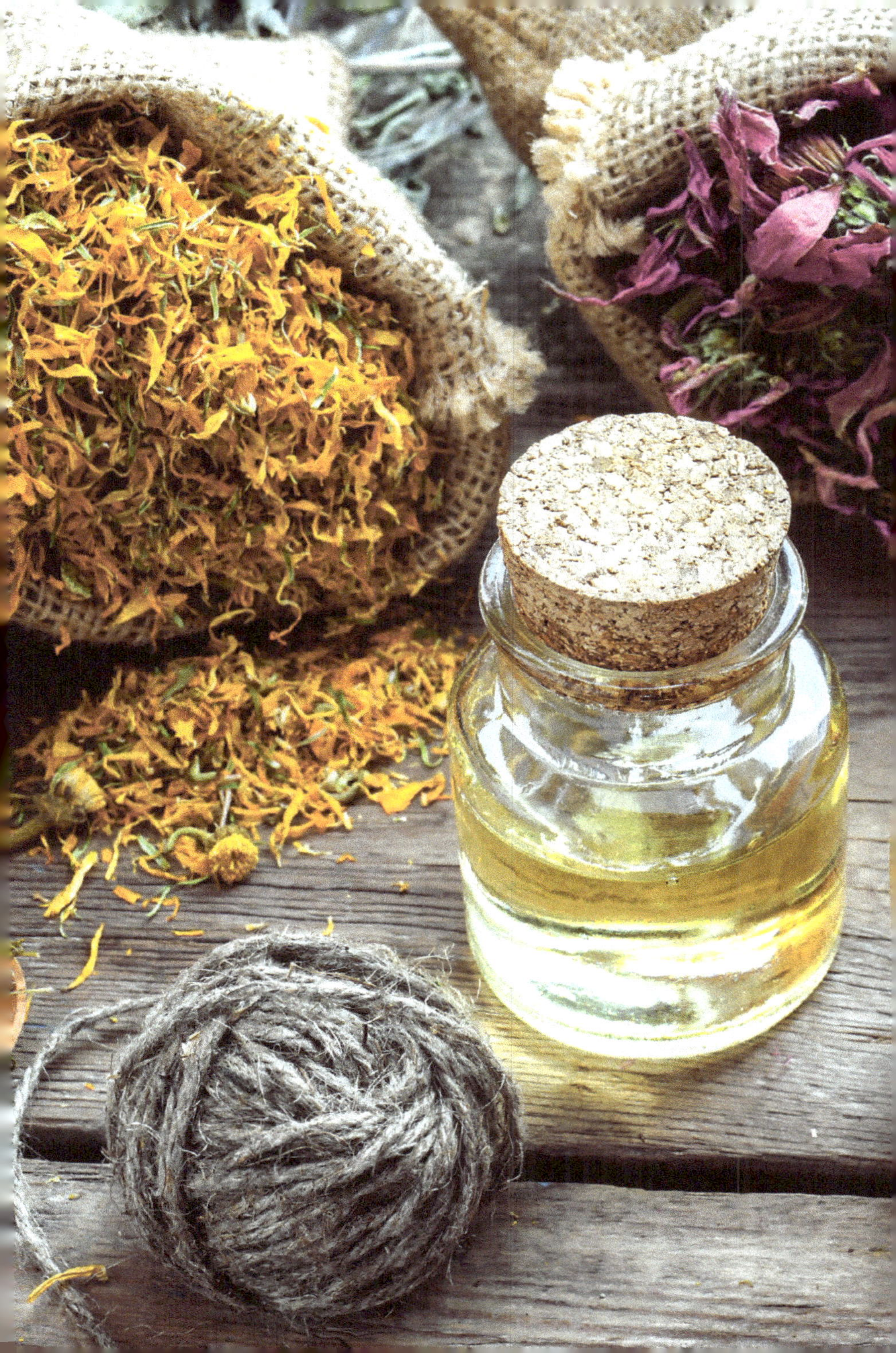

nuestra «farmacia verde», con los beneficios subsiguientes para el hígado, sino que también será un placer para las visitas, ya que durante días y días un delicioso perfume balsámico inundará todos los rincones de nuestra casa.

De la A a la Z: las enfermedades que curaban nuestras abuelas

¿De quién heredaron nuestras abuelas los conocimientos y la seguridad necesarios para resolver de manera eficaz los achaques y enfermedades que se manifestaban en sus familias?

Al parecer, monjes y eremitas fueron los depositarios de los remedios más eficaces para cualquier tipo de malestar, y así nuestras abuelas recurrían sensatamente a su antigua sabiduría para proceder con la máxima seguridad.

Por lo demás, ¿quién podía conocer mejor las virtudes manifiestas y ocultas de las plantas, de las piedras y de las aguas que aquellos santos hombres en continuo y estrecho contacto con la vida de la naturaleza, en la que se hallaban inmersos?

Al abrigo de cualquier tentación mundana, inmunes a la desilusión y los remordimientos, dedicaban sus días solitarios a las plantas, a los animales, a la sucesión de las luces del día y las sombras de la noche, y vivían en perfecta armonía con los ciclos de la naturaleza.

Ya confusas, en una época de progresos técnicos y de medicamentos químicos, las insustituibles guardianas de nuestra infancia sabían por lo menos a quién recurrir con toda confianza, cuando las circunstancias y necesidades requerían recetas eficaces y remedios para los habituales achaques de la familia. Pero nosotros, aturullados por el torbellino de un siglo XX ya agonizante, ¿a quién acudiremos?

Y es que es de este bagaje heterogéneo, mezcla de sagrado y profano, auténtico y empírico, racionalidad y superstición, de donde nuestras abuelas supieron extraer unas gotas de verdad: sus recetas domésticas, esos remedios probados que vamos a buscar humildemente para aportar, con mayor serenidad y con la seguridad que procede del pasado, unas contribuciones válidas y eficaces para nuestra salud.

Abscesos, forúnculos, pequeñas heridas

Los abscesos, así como todas las inflamaciones externas, se consideraban como una efusión de un achaque interno bastante peligroso. El viejo dicho que reza «enfermedad de la piel, vigílate la hiel» pone de manifiesto esta creencia, y es que hasta nosotros sabemos perfectamente que la aparición de un forúnculo de grandes dimensiones puede ser la forma mediante la cual el hígado se preserva de una dieta equivocada o la sangre expulsa las sustancias tóxicas de un medicamento o de alimentos inadecuados para nuestro organismo. Como consecuencia de esta convicción, los remedios que nuestras abuelas aplicaban en estos casos tendían a llevar a madurar lo más rápidamente posible el absceso o el forúnculo hasta hacerlos desaparecer, liberándolos del pus.

De hecho, tanto los abscesos como los forúnculos son una acumulación de pus en una cavidad creada por esta, cuyas paredes están formadas por el tejido contiguo, repelido y alterado.

Las recetas de la farmacopea familiar son casi todas externas: cataplasmas, compresas, pinceladas.

Un remedio sencillo consiste en usar agua muy caliente en la que se disuelve abundante sal marina.

La decocción curativa está compuesta por hojas frescas de verbasco (60 g de hojas desmenuzadas en 1 litro de agua hirviendo durante 10 minutos; filtrar y dejar entibiar); aplicada en compresas acelera la expulsión del pus. En otros casos, se hierven las hojas enteras en leche durante 5 minutos y se aplica esto, lo más caliente posible, sobre el absceso o el forúnculo.

Sin embargo, en este caso las hojas deben ser jóvenes, es decir, recogidas en primavera. La misma bebida, filtrada y entibiada, se le da a beber al paciente, puesto que, internamente, actúa como depurativo de la sangre y ayuda a evacuar el pus.

Cuando el absceso o forúnculo se encuentre próximo a la maduración, el remedio para aliviar la inflamación 24 horas antes de la evacuación completa del pus es aplicar sobre la parte afectada unas hojas frescas de convólvulo (género de planta trepadora con flores en campanilla de colores variados) presionando el absceso entre los dedos, hasta que se abra. Y, por último, para lograr eliminar abscesos especialmente rebeldes, nuestras abuelas echaban mano de la tierra arcillosa. Alternaban cataplasmas calientes de arcilla y aplicaciones de cebolla asada al horno (o bajo cenizas, como en el caso de la afonía), dejando actuar unas y otras durante 1 hora sobre la parte afectada. Cuando el absceso o la supuración ya habían desaparecido, aplicaban nuevas cataplasmas de arcilla, pero esta vez frías, durante 1 hora y media aproximadamente, o bien compresas, también frías, de una decocción preparada con 50 g de hojas de boj desmenuzadas, hervidas durante 15 minutos en 1 litro de agua. Estas compresas se aplicaban en el momento de acostarse y se dejaban en el punto en cuestión durante toda la noche.

En lo que respecta a las pequeñas heridas, muy frecuentes especialmente en niños, nuestras abuelas, ya adiestradas en la tarea de curarlas a sus nietos, trataban siempre de lograr que la herida, ya fuera grande o pequeña, sangrase (a ser posible en abundancia), para evitar sobre todo el peligro del tétanos.

Esta práctica es más bien racional, si pensamos que cualquier objeto que puede causar herida suele estar en contacto con el aire, el suelo o el polvo, y por lo tanto puede introducir en los tejidos sustancias tóxicas que, una vez asimiladas, resulten peligrosas. La sangre, al brotar, arrastra consigo estas partículas tóxicas, eliminando el riesgo de una intoxicación interna.

A falta de desinfectantes adecuados, esparcían sobre la herida polvos de vegetales antisépticos y absorbentes (por ejemplo, una mezcla de flores de tomillo y de lavanda, hojas de salvia y harina

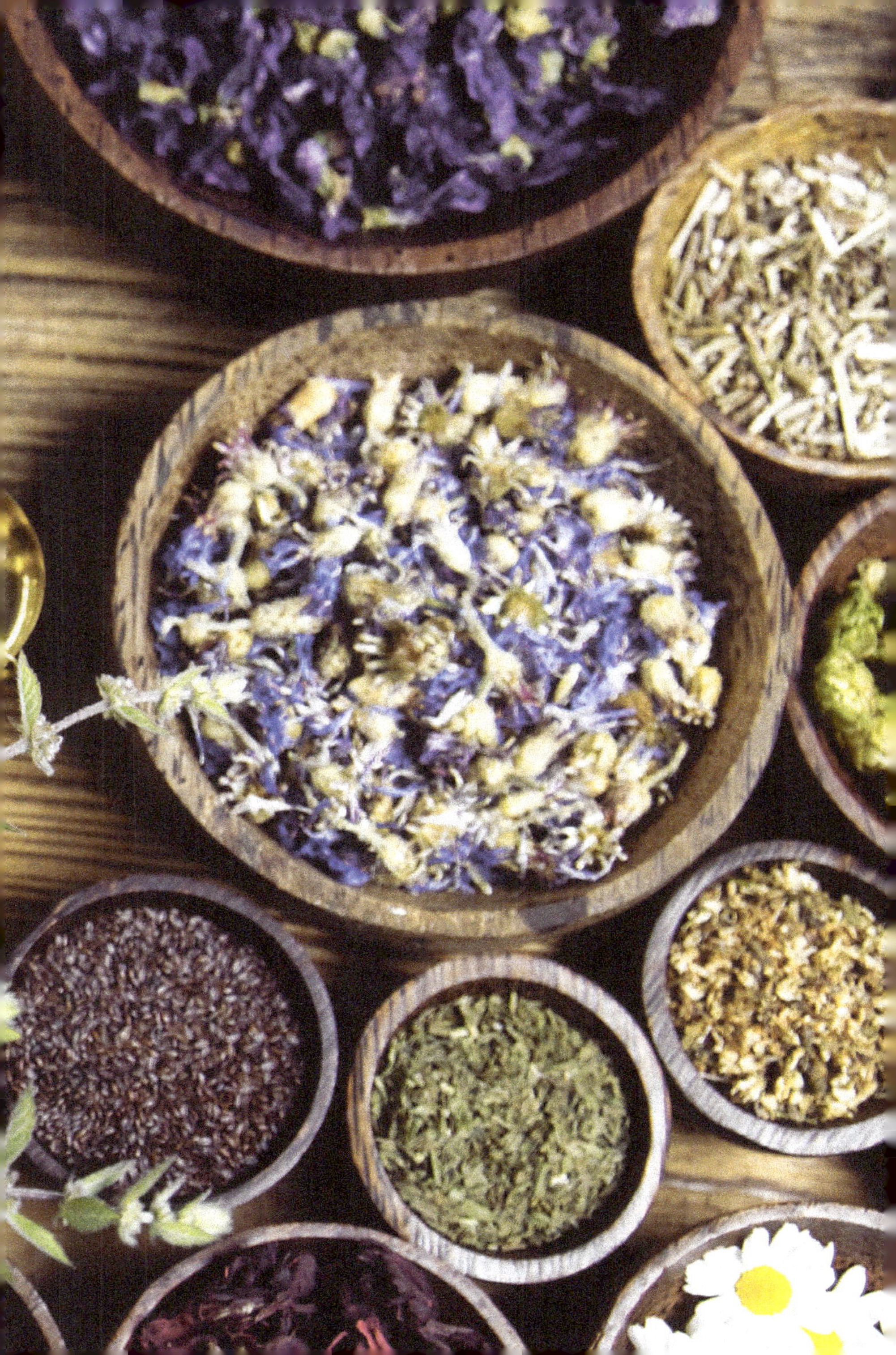

de semillas de lino, a partes iguales). Si se trataba de heridas «embridadas», se vendaban con corteza verde de olivo.

La corteza de olivo es un óptimo sucedáneo de las tiritas y, al mismo tiempo, cicatriza perfectamente los bordes de las heridas sin dejar señales.

Acné

El acné es una erupción de la piel que se manifiesta en forma de pústulas de distinta naturaleza, a causa de la inflamación de los folículos pilosos; las zonas del cuerpo más afectadas son aquellas en las que la epidermis es más grasa, como las mejillas y la frente, el tórax y los hombros.

El acné presenta aspectos variables, y puede ser de tipo folicular o juvenil; más raro es el acné neurótico, mientras que el rosáceo es bastante común. Martirio de millones de jovencitas y muchachitos, ha sido estudiado por eminentes especialistas: dermatólogos, dietistas, internistas, psicoanalistas... Sin embargo, resiste a través de generaciones y parece refractario a tomarse en serio la cortisona y los antibióticos.

Pues quizá las abuelas poseían la receta milagrosa.

En cualquier caso, su convicción de que el acné desaparece cuando la jovencita se hace mujer y el muchacho alcanza la madurez sexual resulta conmovedora y consoladora, y es resultado de las creencias de innumerables generaciones y —en el fondo— resulta aceptada de manera optimista por todo el mundo.

Y, con este balsámico axioma, millones de jóvenes abrumados por el acné han podido resolver sin demasiadas molestias sus «crisis internas».

Claro está que, para acelerar los procesos, no faltaban unos remedios que, a pesar de todo, debían aplicarse en un marco más amplio de tratamiento general. Ante todo, pues, una dieta sana, natural y sencilla, tan asequible en la época de nuestras abuelas como impensable en nuestros días. Pero aún hoy es posible equilibrar la dieta para quien sufre de acné y , además, este consejo se revela muy útil para todos.

Fruta y verdura en abundancia (vitaminas y sales minerales), muy pocas grasas, nada de estimulantes, adiós a las especias y a las comidas picantes. Y no hay médico que pueda desmentir estos consejos. Al mismo tiempo, hay que regular el intestino con tisanas y decocciones adecuadas, y estimular con remedios específicos la producción de orina.

En este sentido, resulta milagrosa la tisana preparada con 50 g de hojas de abedul hervidas lentamente en 1 litro de agua durante 2-3 minutos. Cuando la decocción esté tibia, añadiremos un pellizco de bicarbonato de sodio. La dejaremos en infusión durante varias horas antes de beber la decocción y la pasaremos por el colador una vez fría.

Sin embargo, hay que recolectar las hojas de abedul durante la primavera y desecarlas a la sombra.

Esta decocción, dividida en cuatro tomas a lo largo del día y bebida en tacitas, es un óptimo antidescongestionante de las vías urinarias, purifica la sangre y ayuda a combatir el acné.

Aplicada en compresas frías sobre la piel, desinfecta y seca las pústulas y disminuye su irritación progresivamente.

También resulta válida para el tratamiento del acné, tanto en su uso interno como externo, la decocción de espino cerval. Esta planta posee múltiples virtudes medicinales, con la condición de no usar *jamás* la corteza fresca, que contiene un fermento nocivo que provoca vómitos, náuseas y cólicos. Primero hay que desecar la corteza y dejarla inutilizada en un tarro bien cerrado durante un año, por lo menos.

La decocción se prepara haciendo hervir unos 4 g de corteza desecada durante 15 minutos en 200 g de agua; una vez acabada la cocción, se deja macerar en frío durante unas 4 horas, se filtra y, si así lo deseamos, se aromatiza con un pedacito de piel de naranja o con una hojita de menta.

Nuestras abuelas empleaban la decocción de manera regular, como un suave laxante o para aplicar compresas frías sobre el acné más rebelde de hijos y nietos.

Unos de los remedios incontestables en este caso era sin duda la manzanilla, absolutamente insustituible para los trastornos de los recién nacidos, dolores menstruales, digestiones difíciles, etc.

Para el acné, se prepara una decocción con 50 g de flores de manzanilla en 1 litro de agua; se lleva a ebullición, se aparta del fuego y se deja macerar durante unos 20 minutos. Con el líquido frío, se hacen lavaduras y compresas sobre las partes afectadas, repitiéndolas durante varios días en intervalos constantes.

La infusión de achicoria silvestre (15 g de hojas secas en 1 litro de agua hirviendo; llevar el líquido a ebullición, y dejar luego las hojas en infusión durante 10 minutos) bebida durante las comidas es un óptimo tratamiento interno contra las dermatosis en general.

Sin embargo, no hay que creer que todas las recetas de nuestras abuelas para curar el acné eran tan complicadas.

El remedio más sencillo, así como uno de los más eficaces, consistía en aplicar hojas muy frescas de col sobre las partes atacadas por la enfermedad. «La col —como decía un ilustre médico francés del siglo XIX— es la medicina de los pobres, un medicamento providencial.»

Por tanto, col en abundancia, no sólo en la dieta (no hay que tirar el agua de la cocción, sino beberla a lo largo del día) sino también como cataplasma.

Para que pueda liberar todas sus virtudes, hay que poner a macerar las hojas crudas de col verde —las más carnosas— durante unas horas en agua acidulada con zumo de limón, y luego se aplican durante largo rato en forma de vendaje sobre la parte en cuestión, a ser posible durante toda una noche.

El tratamiento debe repetirse cada 24 horas, y la cura carece de límites de tiempo.

Quien padezca enfermedades de la piel en general, puede utilizar la col (verde) también como tratamiento preventivo.

Para desengrasar la piel y acelerar así la curación del acné se puede emplear alcohol alcanforado y aplicar lociones y pomadas al azufre o al alcanfor, disponibles en cualquier farmacia.

Mejor aún: según recomienda el recetario de la abuela, humedecer la piel acneica con el «licor de Hoffmann». Se trata de un ilustre médico de mediados del siglo XVII que vivió en la corte de Federico I, en Berlín. Muy apreciado y venerado, a diferencia de muchos de sus colegas de la época era realmente un buen médico, que se preocupaba de curar aliviando en la medida de lo posible el sufrimiento de los enfermos. Su «licor» nació como analgésico y nadie sabrá nunca quién descubrió sus propiedades desecantes, que hacen de él un valioso remedio al alcance de todos para el tratamiento de las enfermedades de la piel.

Está compuesto por una parte de éter sulfúrico y tres de alcohol etílico; se mezclan bien los dos ingredientes y se pone el líquido en un frasquito cerrado herméticamente.

Se puede combinar el licor de Hoffmann, sobre todo en las manifestaciones más antiestéticas, con aplicaciones de hojas y frutos majados de morella, una solanácea de la familia de las patatas, a la que la cosmética moderna reconoce una buena acción antiacné.

Y, por último, la receta estrella: se moja una trapo muy blando en una pasta de arcilla roja, preparada con agua hervida. Se cepilla con suavidad la zona cutánea afectada, procurando que la arcilla no penetre en los ojos; se deja secar, luego se aplica en la parte en cuestión un poco de zumo de limón diluido. Esta preparación se puede considerar como una auténtica mascarilla de propiedades normalizantes.

Afonía

La afonía es la pérdida, total o parcial, de la voz. Puede ser temporal o permanente. El diagnóstico que se solía emitir en un primer momento imputaba este achaque a un exceso de habla, y parecía la enfermedad por antonomasia de ciertas vecinas que ocupaban sus jornadas explicándose entre sí los chismorreos del vecindario.

Pasado un acceso inicial de enojo, nuestras abuelas abrían su recetario milagroso y ahí estaba el remedio oportuno para combatir este mal.

La primera receta consiste en montar a punto de nieve la clara de un huevo, añadiendo la misma cantidad de agua azucarada. La bebida, extremadamente ligera, refresca la garganta, calma la quemazón y devuelve el tono a la voz. Hay quien ha descubierto, no hace mucho tiempo, que el binomio agua-clara de huevo es una bebida refrescante casi perfecta, y nada desagradable.

Para devolver la voz, se echaba mano del ajo, comiendo unos dientes crudos a lo largo del día.

Por lo demás, en épocas bastante más remotas, el griego Dioscórides aconsejaba a los oradores que se disponían a hablar que bebieran una mezcla de leche y ajo, con objeto de aclarar la voz y hacerla más sonora.

También las terapias actuales se benefician con frecuencia del ajo, bien reducido a polvo, en zumo o mezclado con otros ingredientes químicos, y no sólo para el tratamiento de unas pérdidas de voz de origen no siempre claro, sino también con otras muchas indicaciones. Al parecer, el ajo, entre otras cosas, es un alimento que fortalece las resistencias del organismo y alarga la vida.

Para combatir la afonía, también son de utilidad los remedios externos, en particular los basados en la manzanilla, otro de los cimientos del recetario de la abuela. Para este remedio en concreto se han de poner 50 g de flores frescas y 1/2 litro de aceite de oliva en una botella de vidrio claro, de cierre hermético, bien limpia y seca. Se agita varias veces la botella y luego se expone a los rayos solares durante 2-3 días, como mínimo. Llegados a este punto, se calienta durante 2 horas el recipiente al baño María, procurando que el agua no hierva. Se pasa entonces el aceite a través de una gasa, se estruja bien el residuo de las flores y, con el líquido aún tibio (o, en su caso, se calienta la cantidad necesaria de nuevo al baño María), se aplica sobre la garganta varias veces al día, friccionando.

Otro remedio muy común —que todavía se utiliza en los pueblos y que, al parecer, es bastante eficaz para curar la afonía— es comer una cebolla al día asada entre cenizas y condimentada con aceite o mantequilla fundida. También es válida la decocción obtenida al hervir en 1/2 litro de agua 350 g de zanahorias cortadas en rodajas. Sazonar y dejar entibiar antes de beber la decocción, en vasos, a lo largo del día. Por último, no hay que olvidar la decocción de raíces de regaliz (10 g de raíces en 100 g de agua), en diversas tomas a lo largo del día y haciendo gárgaras antes de tragarla. Los laringólogos actuales consideran que este remedio no ha perdido su eficacia.

Albuminuria

Se trata de un trastorno más bien frecuente, que se presenta como síntoma y consecuencia de varias afecciones, algunas de ellas graves, y se manifiesta con la presencia de albúmina en la orina. Por sí mismo es un achaque de poca entidad, muy fácil de curar con los viejos remedios y una dieta adecuada.

Acompaña siempre a las enfermedades renales y, con frecuencia, se manifiesta también durante el embarazo, aunque sencillamente puede deberse a un golpe de frío o a un *shock* nervioso. En estos casos, la abuela curaba este trastorno rápidamente, haciendo tragar al enfermo, cada mañana, una cucharada de café de arcilla disuelta en medio vaso de agua. Si se manifestaba también dolor en los riñones, aplicaba cataplasmas frías de arcilla sobre esa zona hasta que desaparecía.

De todos modos, no siempre la arcilla está al alcance de la mano, y no todo el mundo la puede digerir con facilidad. En ese caso, se recurre a las tisanas.

Una de las más indicadas para esta enfermedad es la de rabos de cereza, que se obtiene hirviendo 50 g de rabos en 1 litro de agua durante 5 minutos. Una vez transcurrido el tiempo de cocción, se dejan los rabos en infusión durante un cuarto de hora, más o menos, y luego se pasa la tisana por el colador. La dosis es de un par de tazas al día, fría. Si nos encontramos fuera de estación, podemos recurrir a la tisana de barbas de maíz, que se prepara de la misma manera que la anterior. Sin embargo, este remedio, al ser mucho más suave, se toma en dosis mayores. En la práctica, cuanto más cantidad se bebe durante el día, más eficaz y rápida será la curación.

El huerto ofrece también un remedio excelente contra la albuminuria: las alubias y, en concreto, la vaina de las alubias.

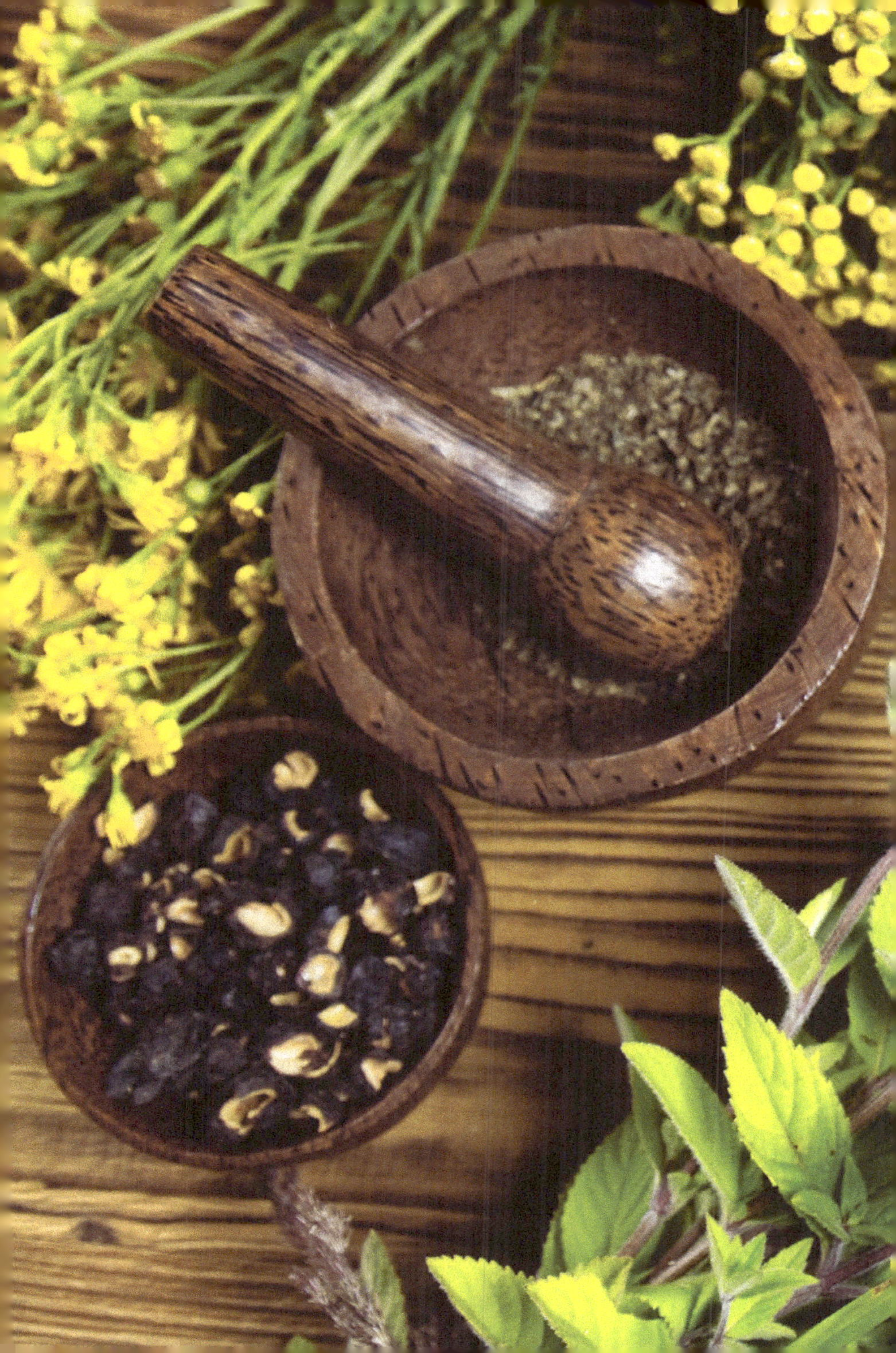

Se toman unos 100 g de vainas y se dejan secar al sol o en el horno; se desmenuzan lo más finas que se pueda y se hierven en 1 litro y medio de agua hasta que, al evaporarse, el líquido se reduzca a la mitad. Se recomienda consumir la tisana tibia durante un par de días, bebiéndola entre las comidas.

Al parecer, esta receta, que aún se utiliza, se remonta a la época de Catalina de Médicis, reina de Francia, quien sufría albuminuria y que recibió el remedio de manos nada menos que de Nostradamus. No es descabellado argüir que el tratamiento de cenizas que curaba este trastorno se debiera a este mismo personaje: se preparaba, sencillamente, disolviendo 150 g de cenizas en 1 litro de buen vino. Dos vasos al día garantizaban la curación.

Alopecia

El cuidado de los cabellos como simple tratamiento para su belleza y la preocupación de prevenir eventuales enfermedades ha sido una de las obsesiones de la cosmética y la farmacopea.

Hace años, cuando nuestras abuelas se encontraban en su época de máximo esplendor —la juventud—, una bonita melena constituía sin duda un elemento indispensable de su gracia y de su feminidad.

Pero el cuidado de los cabellos no era únicamente una preocupación femenina; también los hombres se veían conminados a tener un pelo ordenado, abundante y repeinado. Por lo demás, aún hoy se mira la calvicie con recelo, y unos cabellos mal cuidados, grasientos, sin vida, no constituyen en absoluto una buena tarjeta de presentación; por ello, uno se esfuerza en proteger su cabellera al máximo.

La alopecia, en concreto, es un trastorno difícil de combatir. Se trata de falta de cabello, circunscrita o difusa, que puede estar o no acompañada por atrofia y destrucción del folículo piloso. Entre las creencias comunes que han sobrevivido hasta hoy, destacamos la de que nunca hay que cortar el pelo en el ciclo de luna menguante, porque de esta manera se caería, o aquella otra que reza que, para que crezcan sanos y vitales, es recomendable cortar las puntas en primavera. En verdad, no sabemos si se trata de meras supersticiones o si estas prácticas estaban relacionadas realmente con las fases lunares que, por lo demás, determinan numerosos fenómenos biológicos no del todo explicables. Para detener la caída del pelo y curar las formas más leves de alopecia, se recurría a la bardana, un vegetal provisto de múltiples virtudes.

La decocción de bardana (20 g de hojas frescas hervidas durante 10 minutos en 1 litro de agua) fría puede utilizarse como loción diaria, o bien para aplicar en compresas durante la fase aguda de la enfermedad. Se acelera la curación masajeando largo rato el cuero cabelludo con una loción obtenida a partir de 100 g de raíces frescas de bardana mezcladas con 50 g de raíces frescas de ortiga, desmenuzadas y dejadas en maceración durante 8 días en 500 g de ron de buena calidad. Esta misma loción, mezclada con vinagre de buen vino en las mismas proporciones, sirve para friccionar las zonas afectadas por la alopecia dos veces al día, por la mañana y por la noche.

Asimismo, la capuchina *(Tropaeolum majus)* era muy utilizada para combatir las enfermedades del cuero cabelludo. En este sentido, se cuenta que este vegetal, excelente para el cuidado y la belleza del cabello, fue traído a Europa por los navegantes españoles, que apreciaron sus múltiples propiedades en los Andes. La antigua civilización inca conocía a la perfección las virtudes de las plantas, los minerales y las aguas, de manera que hubo quien, además de saquear las enormes riquezas de aquellas nobles poblaciones, sabiamente trató de adueñarse de su ciencia.

La loción para hacer crecer y mantener brillante y sedoso el cabello, según la receta inca, se prepara mezclando 100 g de hojas, flores y semillas frescas de capuchina, 100 g de hojas frescas de ortiga y 100 g de hojas frescas de boj. Mezclarlo todo y dejar macerar en 500 g de alcohol de 90° durante unos veinte días. Filtrar a través de una gasa fina, exprimiendo con cuidado los vegetales para apurar todas sus cualidades.

Perfumaremos la loción con unas gotas de esencia de lavanda, que emplearemos para hacer masajes enérgicos (es preferible usar un cepillo duro) sobre el cuero cabelludo. La validez de la capuchina contra la alopecia ha sido reconocida experimentalmente por la cosmética moderna.

En el recetario de nuestras abuelas había además una nutrida lista de fórmulas que servían no sólo para prevenir el eventual debilitamiento del cabello, sino que permitían conservar suave, brillante y sedosa esa cabellera que los cuadros y las fotografías nos muestran tan abundante y espesa en la cabeza de las mujeres de aquella época.

Dado que se trata de remedios perfectamente válidos aún hoy, a continuación reproducimos sus consejos de manera sucinta.

a) *Pelo rubio.* Utilizar, en lugar del champú, una decocción preparada con 100 g de flores de manzanilla hervidas en 1 litro de agua durante 20 minutos. Este tratamiento, si se aplica durante 2 o 3 semanas, otorga al cabello reflejos dorados y un brillo desconocido.
b) *Pelo castaño.* Lavar de la forma habitual y enjuagar, al terminar, con una infusión de hojas de nogal (unos 100 g en 1 litro de agua hirviendo, en infusión durante 15 minutos).
c) *Pelo rojizo.* Tras el champú normal, enjuagar con una decocción preparada haciendo hervir durante 10 minutos 100 g de raíces de boj desmenuzadas en 1 litro de agua. Filtrar la decocción y usarla tibia.

Por último, hay que recordar que el uso de la corteza de quino como estimulante del crecimiento del cabello también fue habitual en la época de nuestras abuelas: su eficacia es tal que muchos champús y lociones actuales contienen extracto de quino o sales de quinina.

Amenorrea

Este término indica la falta de menstruación, que tanto puede ser fisiológica (embarazo) como patológica (imputable a otras causas).

Este estado de anormalidad patológica siempre ha preocupado, con motivo, tanto a la medicina oficial como a la farmacopea familiar, dado que está asociado no sólo con la salud de la mujer, sino también con su equilibrio físico y psicológico.

En épocas pasadas el sentido común, la experiencia o la tradición mantenida por generaciones de mujeres solían resolver el achaque. En estos casos, la angélica, el ajenjo, la ortiga blanca o la raíz del perejil eran los remedios más corrientes. Se preparaban infusiones o decocciones con sus hojas y sus raíces:

a) *Infusión de angélica:* en 1 litro de agua hirviendo, dejar 50 g de raíces desecadas en infusión durante 5 minutos, filtrar y beber una taza antes de cada comida.
b) *Tisana de ajenjo:* dejar en infusión durante 10 minutos en 1 litro de agua hirviendo 50 g de hojas frescas, filtrar y beber una taza antes de cada comida.
c) *Tisana de ortiga blanca:* hervir durante 2 minutos en 1 litro de agua 100 g de sumidades floridas, dejar en infusión durante 10 minutos y filtrar. Una taza antes de las comidas.
d) *Tisana de raíz de perejil:* hervir en 1/2 litro de agua 40 g de raíces frescas durante 5 minutos, dejar en infusión otros 10 minutos y filtrar después. Se beberá toda la tisana a lo largo del día, y prolongar el tratamiento durante 2 o 3 días, a ser posible coincidiendo con el momento en que debería bajar la menstruación.

El vino de artemisa estaba especialmente indicado cuando, como consecuencia de episodios de distinta índole (sustos, enfermedades, traumas), las menstruaciones se interrumpían bruscamente. Se preparaba mezclando 15 g de hojas y flores de artemisa, 15 g de hojas de menta silvestre, 15 g de hojas de romero y 15 g de salvia. Se dejaba la mezcla en infusión dentro de 1 litro de vino moscatel durante 15 días, agitando dos veces al día el recipiente que contenía el preparado. Una vez transcurrido ese tiempo, se pasaba por el colador y se iniciaba el tratamiento, que se prolongaba durante 10 días seguidos, bebiendo un vaso mediano de este vino cada mañana, en ayunas.

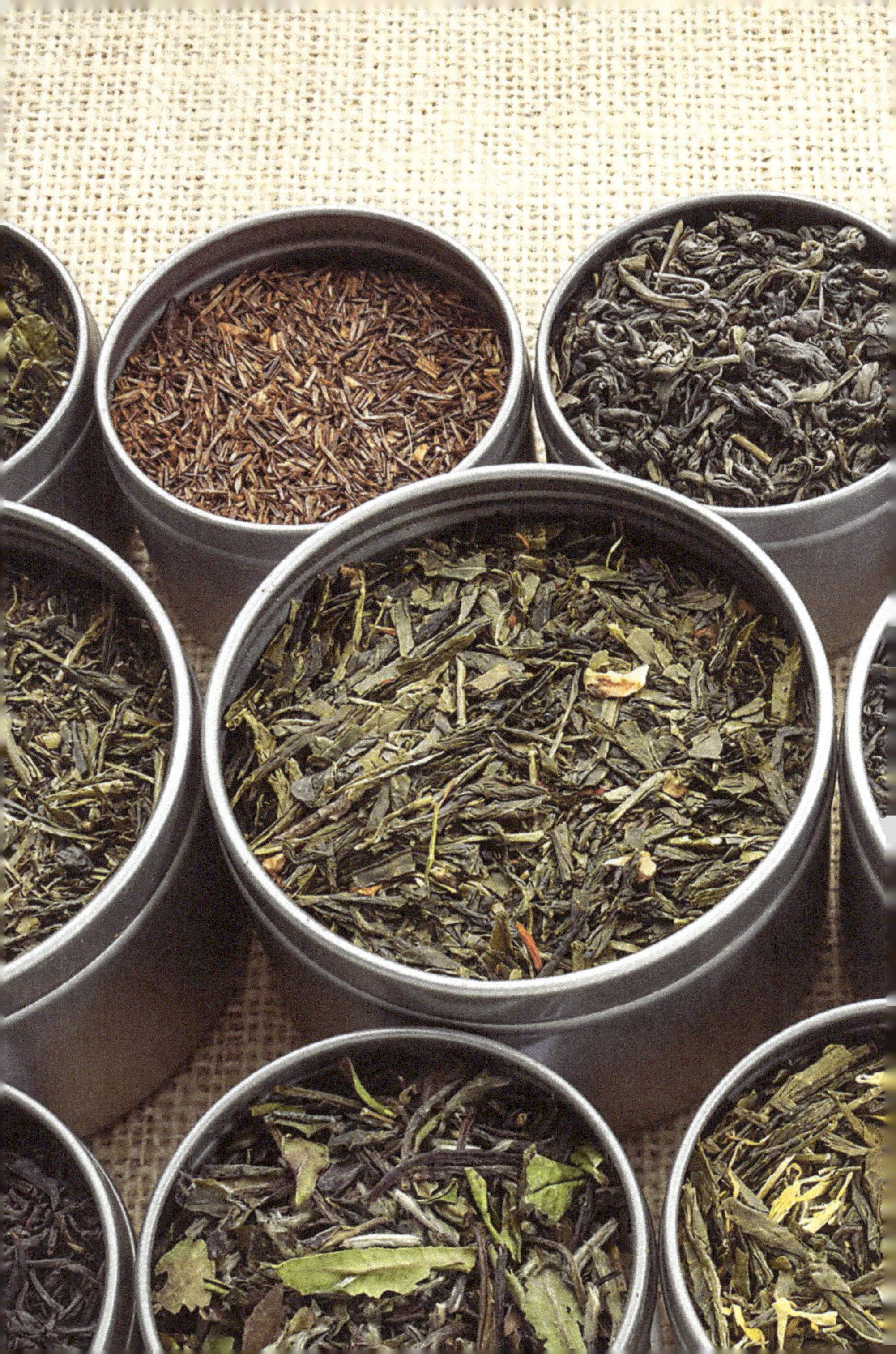

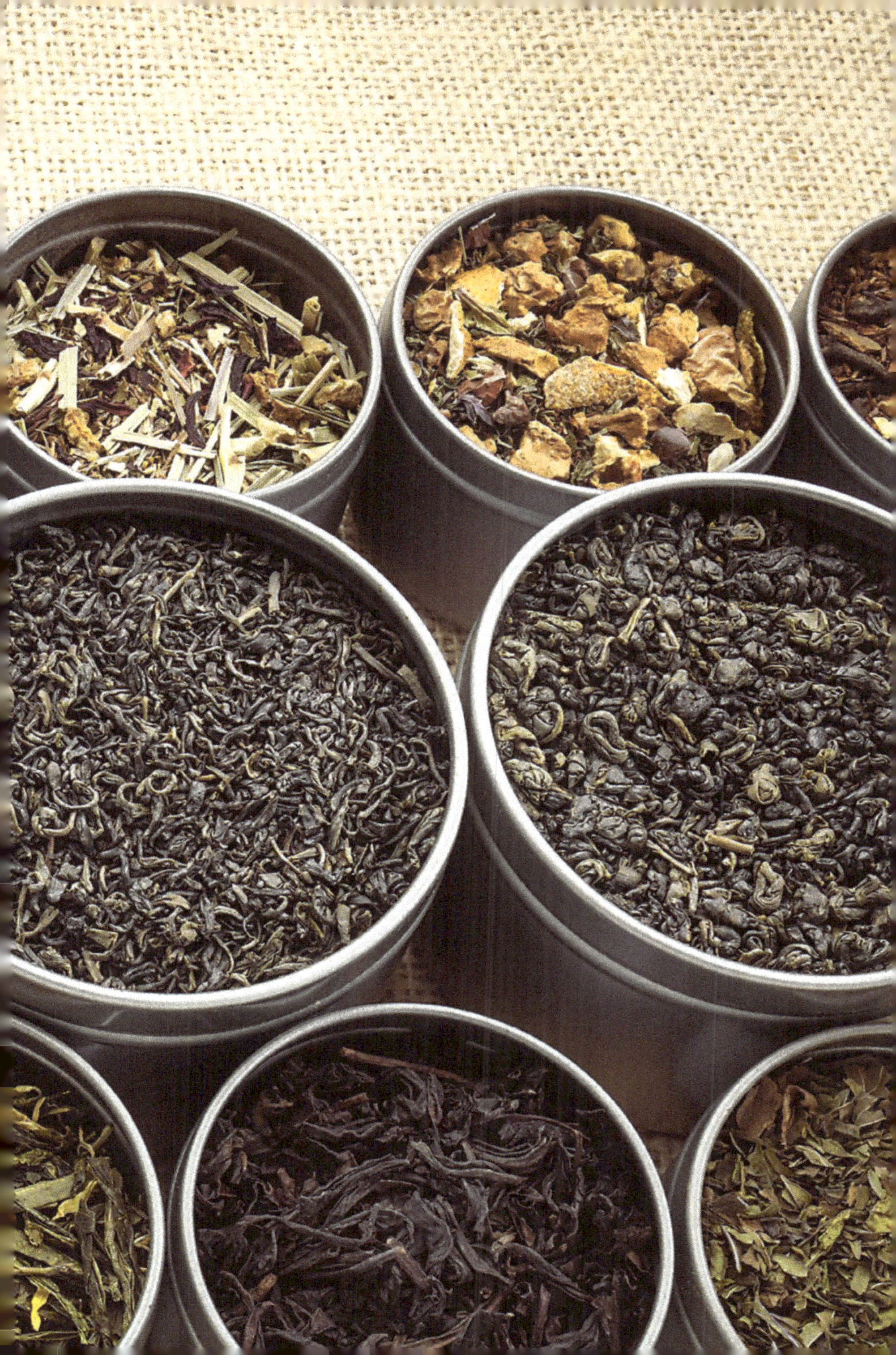

Anemia

Una de las enfermedades que más preocupaban en épocas pasadas era la anemia, sobre todo en los niños. Aún hoy constituye uno de los principales quebraderos de cabeza de no pocas madres, que creen prevenirla o combatirla atiborrando a sus hijos a jarabes a base de hierro y obligándoles a llevar una rígida dieta de carne sanguinolenta y yemas de huevo.

En el recetario de la abuela, la anemia se tomaba seriamente en consideración, por supuesto, pero la dieta prescrita era más racional y se veía apoyada y sostenida por remedios más adecuados y eficaces.

La anemia es, en lenguaje médico, la insuficiencia cuantitativa del contenido global de hemoglobina.

En el caso de niños anémicos, blancos de piel, débiles, en la dieta diaria abundaban las zanahorias, coles y espinacas. Las zanahorias, sobre todo crudas en ensalada, son un remedio muy conocido desde la antigüedad contra la anemia: se dice que «infunden sangre en el organismo» y es una buena costumbre comer tres o cuatro nada más levantarnos por la mañana, en primavera, cuando son tiernas y frescas.

En la farmacopea de nuestras abuelas, la encina aparece como el árbol específico contra la escasez de glóbulos rojos. La riqueza de su follaje y la gran cantidad de tanino que contienen sus hojas han hecho de este árbol el símbolo de la fuerza y el vigor, energía esta que transmite si se emplea del modo adecuado. De hecho, contra la anemia es muy recomendable la decocción de hojas tiernas, recolectadas en primavera y puestas a secar al sol. Se hierven 30 g de hojas en 1 litro de agua durante 5 minutos, se dejan en infusión otros 10, se filtra la decocción y, en cuanto se enfríe, se le da beber a enfermos y personas débiles a razón de una taza al día. Dado que los niños deben sorberla, se puede endulzar generosamente con miel, que está considerada un óptimo reconstituyente.

Sin abandonar el mundo de los reconstituyentes vegetales, nuestras abuelas aconsejaban tomar tisanas de ortiga, que se preparan hirviendo durante 3 minutos en 1 litro de agua 50 g de hojas de ortiga fresca. Dejar en infusión durante 10 minutos, pasar por el colador y beber una taza antes de cada comida.

Además, se tenía gran confianza en los vinos medicinales en caso de anemia provocada por el crecimiento infantil o como consecuencia de una enfermedad. Era preciso que el vino fuese genuino y de óptima calidad, lo que por aquel entonces no era muy difícil, y a esta base se le añadían vegetales y otras sustancias que la experiencia indicaba como las más adecuadas.

El vino de cebolla era uno de los más utilizados. Se cortan 100 g de cebolla roja en rodajas finas y se dejan en maceración durante 2 días en 1 litro de vino blanco dulce, añadiéndole 50 g de miel. Agitar frecuentemente el recipiente y, al cabo de cuarenta y ocho horas, filtrar a través de una gasa. El tratamiento consiste en beber un vaso de este vino por la mañana en ayunas durante 10 días consecutivos todos los meses, prolongándolo incluso durante años.

Una receta bastante sorprendente que al parecer fue empleada por nuestras abuelas es el vino «de hierro». Todos sabemos que los medicamentos oficiales contra la anemia contienen altas dosis de hierro; así también, ellas utilizaban hierro en esta receta que describimos a continuación como curiosidad, aunque no podemos asegurar su eficacia e inocuidad: poner en un recipiente de fondo plano y ancho 12-15 clavos de hierro (los de herrador son ideales) y cubrirlos con agua; dejar que se oxiden al aire libre durante 3 o 4 días, cubiertos con una tela para protegerlos del polvo y otros cuerpos extraños, y cuando el agua haya adquirido un color oscuro de óxido, añadir 1 litro de vino blanco de calidad, mezclando bien todo y colocando de nuevo el recipiente al aire libre, tapado, durante otro día; a continuación, retirar los clavos, filtrar el líquido a través de una tela y ponerlo en una botella de cierre hermético. De este vino debían beberse dos vasitos al día, uno por la mañana en ayunas y otro por la noche, al acostarse.

Junto a los vinos medicinales, existen otros remedios útiles, como por ejemplo una cura intensiva a base de berros, tanto en ensalada como en zumo (sólo o mezclado con leche), a razón de 100 g cada mañana. El tratamiento debe prolongarse, como mínimo, durante un mes.

Y, por último, los fortalecedores y tonificantes baños de agua salada, dos veces al día, hábito muy útil para todos: se disuelven 3 kg de sal marina en una bañera llena de agua caliente (a 35° C), y nos sumergimos en ella entre 10 y 15 minutos. Si se trata de un niño menor de 10 años, dividiremos por dos la cantidad de sal. En los días en que no se tomen los baños de sal, seguiremos el tratamiento haciendo baños de pies en agua salada caliente, a razón de 150 g de sal por 5 litros de agua.

Anorexia

Así es como designa el lenguaje científico la falta persistente de apetito, acompañada con frecuencia de un rechazo de la comida.

Para este trastorno, que si no se cura rápidamente puede acarrear graves consecuencias (anemia, debilidad, etc.), la angélica o, mejor aún, su raíz, desarrolla una importante acción como estimulante del apetito. Ya apreciada por los médicos renacentistas como aperitivo y digestivo, recomendada para facilitar la digestión por el célebre Paracelso, la infusión de angélica es uno de los remedios más corrientes y eficaces para reactivar el apetito. Se prepara con 20 g de raíz desecada (o, a nuestra elección, con 15 g de semillas) en 1 litro de agua hirviendo. Se deja 5 minutos en infusión, se filtra y se bebe a razón de una taza al día. En cualquier caso, una dosis superior puede provocar trastornos en el sistema nervioso, puesto que actúa como un estimulante; así pues, no hay que exceder las dosis indicadas ni emplear la planta durante demasiado tiempo.

Los vinos aperitivos-medicinales están especialmente indicados en caso de falta obstinada de apetito; estos eran elaborados por nuestras abuelas en casa, de acuerdo con las recetas transmitidas por otras generaciones de mujeres. El vino de carlina era uno de los muchos existentes. El curioso nombre de esta planta, de numerosas y singulares virtudes (ya que, además, es un eficaz antídoto contra los venenos, sirve para cuajar rápidamente la leche, anuncia la lluvia cuando cierra sus flores, etc.) se deriva de una leyenda provenzal —ya que la carlina tiene su origen en Provenza—, según la cual un ángel le habría revelado al emperador Carlomagno, durante una epidemia de peste que diezmaba a sus soldados, que esta hierba, llevada como talismán y utilizada en las comidas y bebidas, preservaba del contagio de la terrible enfermedad. Gracias a este talismán, el emperador sorteó la amenaza de infectarse y fue él mismo quien bautizó la hierba milagrosa que lo había salvado, tanto a él como a muchos soldados de su ejército.

El vino se prepara haciendo macerar durante 8 días 25 g de raíces frescas de carlina en 1 litro de vino tinto de buena calidad. El recipiente, bien cerrado, se coloca inmóvil en algún rincón donde no llegue la luz; una vez transcurrido el tiempo de maceración, se pasa el líquido por el colador. Un vasito antes de cada comida es la dosis indicada. Este mismo vino posee unos efectos beneficiosos sobre la piel: ayuda a curar eczemas, forúnculos y acné.

En la farmacia casera tampoco faltaban nunca las flores secas de centaura, que se consideraban indispensables activadoras del apetito. Se recolectan las flores en cuanto se abren y se dejan secar a la sombra, luego se meten en un recipiente de vidrio o de cerámica completamente limpio, a la espera de usarlas. En el momento necesario, se prepara una infusión con 30 g de sumidades floridas en 1 litro de agua hirviendo. Se deja en infusión durante 8-10 minutos, luego se filtra y se endulza con miel. Para quitarle a la infusión su sabor amargo se le puede añadir unas hojitas de menta. La dosis indicada es de tres tazas al día, que se tomarán siempre antes de las comidas.

La achicoria silvestre, tan corriente en nuestros campos, es otro buen estimulante del apetito, además de poseer virtudes terapéuticas muy diversas y valiosas, entre ellas la de descongestionar el hígado, ayudar a la digestión y favorecer la curación de la hidropesía y la gota.

La decocción, de múltiples y excelente virtudes, se prepara empleando todas las partes del vegetal, que debe recolectarse justo en el momento de la floración.

Se hierven 25 g de planta fresca desmenuzada en 1 litro de agua durante 5 minutos, se deja en infusión durante otros

25 minutos y luego se filtra. La dosis es de tres tazas al día, tomadas antes de las comidas; la duración del tratamiento oscila entre 30 y 60 días.

No podemos dar por acabado este tema sin hablar del ruibarbo, esa planta maravillosa cuya raíz es conocida desde siempre por sus propiedades digestivas y aperitivas. Aún hoy, que es más que conocido, podemos hallar el ruibarbo en bebidas y aperitivos, en caramelos y en mermeladas. Nuestras abuelas lo preparaban en compotas que se untaban sobre el pan, en zumo para diluir en agua hirviendo, en infusión (10 g de raíces en 1 litro de agua hirviendo; tiempo de infusión: 15 minutos; dosis: un vaso antes de las comidas) o en vino medicinal (70 g de raíces machacadas, 10 g de raíces de genciana y 10 g de raíces de angélica, todo ello puesto a macerar durante 48 horas en 1 litro de vino tinto de buena calidad; una vez transcurrido ese tiempo, se filtraba a través de una tela, estrujando bien para apurar el jugo al máximo, y se vertía el vino en una botella de cierre hermético; 20 g al día, divididos en dos dosis antes de las comidas, devuelven el apetito y aseguran una óptima digestión).

Asma

Únicamente quien padece o ha padecido asma puede saber el tormento que supone esta enfermedad y cómo, en realidad, no hay medicamentos que puedan combatirla o prevenirla.

Incluso la propia definición del asma escapa a reglas precisas, puesto que este trastorno posee orígenes distintos y variados, y además se manifiesta de múltiples maneras, todas ellas debilitantes.

En general, el asma se puede definir como una dificultad para respirar: la respiración se vuelve difícil y el enfermo experimenta una sensación de sofoco; la garganta se irrita y el tórax duele, a causa del esfuerzo que hay que realizar. Si la falta de respiración llega a casos extremos, el enfermo puede fallecer; pero, aun cuando —como sucede por regla general— la crisis ha concluido, suele quedar una enorme sensación de agotamiento.

Ni siquiera la farmacopea de la abuela poseía remedios «milagrosos» contra el asma, si bien trataba de prevenir los ataques y, en el momento de la crisis, impedir que esta empeorase.

Las compresas de arcilla caliente (si se trataba de asma bronquial), aplicadas ante los primeros síntomas de crisis, atenuaban las manifestaciones más agudas; por otra parte, las fomentaciones de betónica o menta también ayudaban al enfermo, ya que calmaban los jadeos de la respiración. La fomentación se preparaba poniendo en un recipiente ancho lleno de agua hirviendo un puñado de hojas de betónica o menta, manteniendo la ebullición durante unos minutos y haciendo luego respirar los vapores al enfermo, cubriéndole con una toalla para que el vapor y el calor no se dispersaran. Por regla general, transcurridos unos minutos, la respiración se calmaba, se normalizaba y así se lograba evitar el paroxismo típico de la crisis.

Para un tratamiento preventivo del asma, se aconseja la tisana de apio: hervir en 1 litro de agua, durante un cuarto de hora aproximadamente, 10 g de raíces de apio, 10 g de bardana, 10 g de grama, 10 g de helenio y 5 g de hinojo; se deja en infusión durante 5 minutos, se filtra y se endulza con miel. La dosis es de 2 tazas al día.

Un remedio menos corriente pero tal vez más eficaz, y que recomendamos, es la llamada «mostaza del diablo», la cual, a decir verdad, de diabólica no tiene nada; en todo caso, podría parecer un sistema extraño, acaso empírico, pero de éxito asegurado.

Hay que desleír, en un recipiente de loza, vidrio o cerámica (nunca de metal o plástico) 2 dientes de ajo en aceite de oliva o —aún mejor— en grasa de cerdo (sebo), hasta obtener una especie de crema homogénea. Cuando se manifieste la crisis asmática, aplicaremos esta crema en la planta de los pies y a lo largo de la columna vertebral del enfermo: la crisis remite por completo en poco tiempo.

Nuestras abuelas también solían utilizar como antiasmáticos los vahos de flores de lavanda o de hojas de eucalipto bien machacadas, o bien de salvia. Estas especies aromáticas poseían

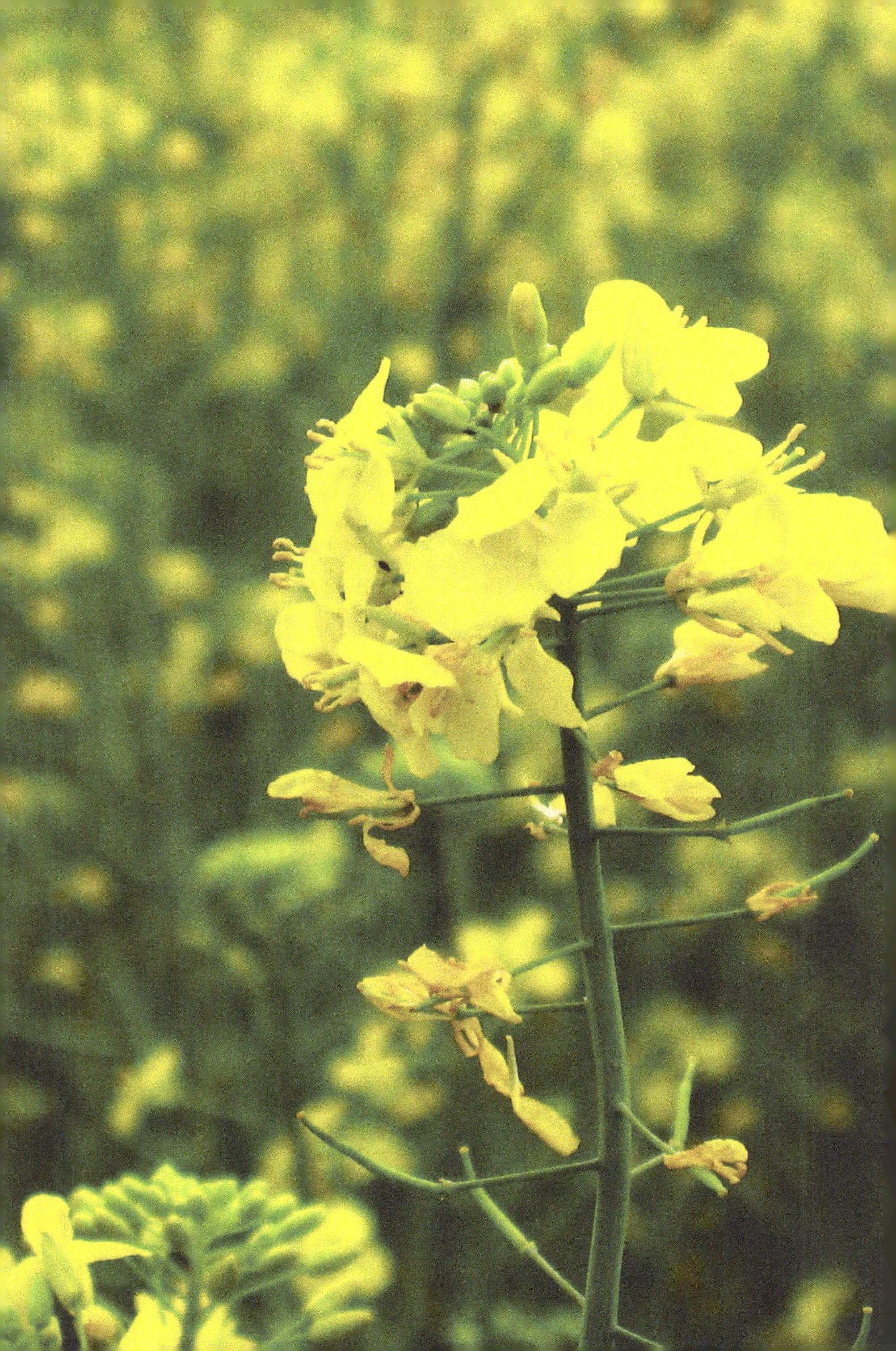

un acusado efecto eupneico, es decir, tendían a normalizar de nuevo la respiración. Otras plantas empleadas con este fin eran la albahaca, la melisa, la menta (crispa) y la menta acuática.

Blefaritis

La blefaritis es una inflamación crónica de los bordes de los párpados, asociada con frecuencia a la aparición de pequeñas escamaciones y a pequeñas ulceraciones. Está provocada por estímulos irritantes, conjuntivitis, debilidad orgánica, etc. Es bastante frecuente en reciénnacidos, en cuyo caso es de escasa gravedad, así como en los niños de constitución linfática.

En los adultos, la enfermedad es más grave, molesta y antiestética. El remedio más sencillo que indicaba la farmacopea de la abuela consistía en aplicar compresas de agua tibia a las que se les añadía zumo de limón, a razón de 1 cucharadita de zumo de limón por vaso colmado. Para la limpieza de los ojos y de los párpados, se utilizaba la infusión de artemisa, preparada con 5 g de planta fresca desmenuzada en 1 litro de agua hirviendo. Se dejaba en infusión hasta que el líquido estaba tibio y se filtraba a través de una gasa.

Aún hoy, en los pueblos, los ancianos suelen decir que la centaura es la planta que cura los ojos por excelencia. De hecho, se emplea con este fin en una decocción ligera para lavaduras y compresas. Se dejan secar 3 flores de centaura y se añaden 100 g de agua fría; se coloca el recipiente al fuego y, con la llama baja, se lleva el contenido a ebullición. Se deja reposar 10 minutos, se pasa por el colador y se usa la solución tibia para aplicaciones y limpiezas repetidas.

Para curar rápidamente este molesto trastorno, la manzanilla es de nuevo el remedio número uno. La confianza que depositaban nuestras abuelas en esta humilde y corrientísima planta no era en absoluto descabellada. Y es que la blefaritis es, en resumidas cuentas, una inflamación, de modo que la manzanilla —calmante y depurativo por excelencia— puede resultar altamente efectiva contra esta enfermedad.

Se prepara una loción hirviendo 50 g de flores frescas (en caso de que sean secas, aumentar la dosis en 10 g) en 1 litro de agua más o menos durante 5 minutos; se deja reposar durante 20 minutos y se filtra a través de una gasa.

Hubo un tiempo en que la eufrasia estaba considerada como el remedio más certero contra las afecciones de los ojos (quizá porque su nombre se deriva del griego y, precisamente, del nombre de una de las tres Gracias, Eufrosine, a la que los antiguos atribuían no pocas virtudes). Esta planta ha tenido un singular destino a lo largo de los siglos: alabada por los hombres de ciencia y aconsejada contra numerosas enfermedades, en particular las relacionadas con la vista, otros, tan célebres y famosos como los primeros, la han acusado de no poseer virtud terapéutica alguna y de formar parte del bagaje de los charlatanes. Ciertamente, la eufrasia no es, porque no puede serlo, la planta milagrosa que devuelve la vista a los ciegos, pero sí posee una eficacia indudable en caso de inflamación de los párpados y caída de las cejas (uno de los síntomas distintivos de la blefaritis aguda). Únicamente se utilizan los tallos floridos y la decocción se prepara con 50 g de planta en 1 litro de agua. Se hace hervir durante un minuto y se deja en infusión otros 5; a continuación, se pasa por el colador y se bebe la decocción durante el día, a ser posible en las comidas.

Como tratamiento externo, se utiliza la misma dosis de planta (pero seca) en 500 g de agua, se hierve durante 1 minuto y se deja en infusión durante media hora, más o menos; a continuación, se filtra a través de un trozo de tela fina. Se aplica sobre los ojos utilizando compresas frías bien empapadas en la loción, dejándolas sobre la zona en cuestión durante 20 minutos como mínimo. Los ojos deben estar completamente cubiertos por la compresas, para lo cual es mejor que el paciente se encuentre en posición tumbada. La aplicación se repite por la mañana y por la noche, durante quince días consecutivos. Luego, se suspende durante otros 10 días y, en caso necesario, se reanuda el tratamiento.

Por último, en caso de simple enrojecimiento de los párpados y de los ojos en general, el remedio más corriente que empleaban nuestras abuelas era la aplicación de rodajas de patata cruda.

Bronquitis

Las afecciones de los bronquios (crónicas, agudas, infantiles o seniles) son trastornos muy conocidos y bastante frecuentes.

Quien más y quien menos ha sufrido bronquitis, o la sufre en grado más o menos grave, y la ciencia médica oficial, para combatirla, no desdeña aceptar, junto a sus remedios clínicos, los antiguos sistemas tradicionales de curación.

La bronquitis se define como inflamación de los bronquios y se debe a gérmenes diversos. Es muy frecuente en enfermedades infecciosas, y se puede derivar también de la inhalación de sustancias irritantes o de muchas otras causas.

Se divide en aguda y crónica: la primera, además de ser mucho más frecuente, se cura con facilidad; la segunda, estimulada por ciertas condiciones ambientales, de trabajo y de vida en general, es difícil de combatir.

Hoy en día, como en otras épocas, cuando una persona cae enferma de los bronquios se le hace guardar cama y se la abriga bien, con el fin de vencer el catarro y superar la crisis. Era una costumbre, no del todo olvidada, poner en contacto los pies del enfermo con un ladrillo bien caliente, lo cual aumentaba la sudoración, así como hacer beber tisanas y decocciones, con el mismo propósito.

Ya Hipócrates recomendaba la decocción de cebada descascarillada (25 g de cebada hervida en 150 g de agua durante 5 minutos). También eran muy famosas las tisanas de ciruelas y de manzanas secas, de flores de malva y saúco. Las dosis dependían de la gravedad de la enfermedad y de la edad del enfermo; en cualquier caso, cuanto mayor cantidad de tisana se bebía, más eficaz se revelaba.

Era célebre, y muy usada por nuestras abuelas, la «leche de gallina»: no ha caído por completo en desuso y se revela como un remedio útil para combatir la bronquitis, sobre todo en niños y adolescentes. Se trata de batir durante mucho tiempo una yema de huevo con 20 g de salvado, hasta reducir la mezcla a crema fluida. También muy famoso y demasiado conocido como para describirlo es el vino hervido; menos célebre, aunque igualmente indicada, es la decocción de bayas de enebro (30 g en 75 g de agua, hervir durante 10 minutos y filtrar), que se endulzará con miel.

La miel era, como es natural, uno de los ingredientes habituales de estos remedios caseros, y no podemos dejar de alabar la sabiduría de nuestras abuelas que, bastante antes que nosotros, habían descubierto las innumerables virtudes y usos de este producto. La miel se ha utilizado siempre, desde las épocas más remotas, como tónico y sedante, calmante y reconstituyente, y es adecuada para mitigar la tos y ayudar al tono neurovegetativo de un paciente debilitado. En las enfermedades provocadas por enfriamiento, sola o acompañada con agua, leche o bebidas alcohólicas, también ha sido aconsejada por médicos ilustres, y aún hoy es un remedio muy corriente.

Resulta bastante curiosa la costumbre que se practicaba en ciertos pueblos de hacer tomar al enfermo con bronquitis un caldo de gallo viejo. La curiosidad no consiste en el caldo en sí, sino en la forma de prepararlo. Se elegía el gallo más viejo del corral y se sacrificaba de un modo más bien cruel, obligándolo a correr a latigazos hasta que caía al suelo rendido. Se limpiaba, se rellenaba con hierbas medicinales —sobre todo, sudoríferas— y luego se ponía a cocer en agua durante mucho rato, hasta que la carne se desprendía del hueso. Se colaba entonces el caldo y se le daba a beber al enfermo en dos tomas.

Además de estos sistemas, había otros remedios bastante más creíbles que vale la pena probar, en caso de enfermedad, para evitar consumir tantos antibióticos, arma de doble filo.

Se hace ingerir al paciente, ante todo, una tisana compuesta por 10 g de flores de borraja, 10 g de flores de hiedra, 10 g de flores de malva y 10 g de madera de abeto desmenuzada. Mezclarlo todo y dejar en infusión durante 10 minutos en 1 litro de agua hirviendo. Beber cinco tazas al día hasta la curación completa.

La «leche de hierro» se prepara llevando a ebullición una taza de leche endulzada con 1 cucharada generosa de miel. Poner sobre la llama una cuchara u otro utensilio pequeño de hierro, hasta que se ponga al rojo, dejándolo caer entonces en la leche. Así debe permanecer, sumergido, hasta que el metal se enfríe por completo. Se calienta de nuevo la bebida, tras haber retirado el hierro, y se bebe antes de dormir.

El jarabe de col completa el tratamiento. Mezclar 500 g de zumo de col con 3 g de azafrán y 250 g de miel. En una tisana de borraja preparada con 30 g de planta desecada en 1 litro de agua y endulzada con un poco de miel, añadir 1 cucharada de jarabe de col, dejándola en infusión durante 15 minutos. Agitar y poner la bebida en un recipiente bien cerrado. Estas eran las «medicinas» adecuadas sobre todo para la bronquitis aguda. Para la crónica, menos virulenta pero más pertinaz, se echaba mano una vez más de las cataplasmas de arcilla, que se aplicaban tibias sobre el pecho y la espalda del enfermo, al menos dos veces al día.

La tisana de higos, muy agradable y bastante útil en este caso, se prepara echando en 1 litro de agua 150 g de higos frescos. Se lleva a ebullición, y luego se dejan los frutos en infusión durante unos 15 minutos. Beber tres tazas al día.

Por último, contra cualquier tipo de enfermedad por enfriamiento, resulta muy indicada la tisana de androsemo: 15 g de planta entera desmenuzada y 15 g de hojas de hiedra mezcladas y puestas en infusión durante 10 minutos en 1 litro de agua hirviendo. La dosis indicada es de tres tazas al día, por lo que habrá que preparar una cierta cantidad.

La cebolla es infalible contra las afecciones bronquiales y, en particular, la decocción que se prepara con 3 cebollas grandes cortadas a trozos y 500 g de agua. Se lleva a ebullición y se deja hervir durante unos 10 minutos; luego se filtra, se endulza con miel y se da a beber al enfermo, a tacitas, a lo largo del día.

Por último, queremos recordar algunas de las plantas que nuestras abuelas utilizaban para vahos e inhalaciones contra las enfermedades de las vías respiratorias superiores (especialmente, bronquitis por enfriamiento): el eucalipto, el romero, la artemisa alcanforada, las hojas de alcanforero, en infusión de unos 50 g por 1 litro de agua.

Catarro

Se trata de un trastorno muy corriente, y del que todos tenemos tarde o temprano conocimiento directo.

Puede ser más o menos grave y poseer orígenes diversos; aunque en su estadio más simple no acarrea mayores preocupaciones, se puede convertir en una enfermedad propiamente dicha cuando adquiere carácter crónico y se manifiesta como consecuencia de alteraciones o trastornos graves del organismo.

El catarro, producto de la secreción anómala —en cantidad y calidad— de cualquiera de las mucosas del organismo (nariz, tráquea, bronquios, intestinos, etc.) es la expresión de un estado inflamatorio agudo o crónico de la mucosa de la cual proviene.

Desde el momento en que posee orígenes diversos y distintas son también las sedes de la manifestación inflamatoria, los tratamientos adecuados serán asimismo variados.

Respecto a este trastorno, debilitador y molesto, la farmacopea casera antigua ofrecía múltiples remedios, todos ellos igualmente válidos.

Procediendo por orden, podemos dividir las recetas de la abuela según el tipo de catarro: bronquial, crónico, gástrico o intestinal.

Catarro bronquial

— *Infusión de ortiga:* hervir 30 g de sumidades floridas en 1 litro de agua durante 1 minuto, más o menos, y dejar en infusión durante otros cinco. Pasar por el colador y beber una taza antes de cada comida.

— *Infusión de perifollo:* en 1 litro de agua hirviendo dejar en infusión durante 10 minutos 30 g de planta entera fresca; filtrar y beber una taza antes de las comidas principales.

— *Infusión de eucalipto:* en 1 litro de agua poner en infusión 50 g de hojas de eucalipto frescas, desmenuzadas. Dejar en infusión durante un cuarto de hora y filtrar. Beber una taza entre las dos comidas principales. También los vahos de eucalipto están aconsejados como óptimos anticatarrales.
— *Tisana compuesta:* en 1 litro de agua hervir durante unos minutos 2 manzanas reinetas en gajos con la piel (obviamente, bien lavadas), 10 g de borraja, 10 g de grama de las boticas, 10 g de hiedra trepadora y 30 g de raíz desmenuzada de altea. Dejar reposar durante unos 10 minutos, filtrar y beber inmediatamente la mitad de la tisana aún caliente. La otra mitad se recalienta al baño María durante el día. Se bebe todo el líquido a lo largo de las 24 horas y se repite el tratamiento en días alternos hasta la desaparición completa del catarro.
— *Decocción de col verde:* es un óptimo remedio contra las enfermedades pulmonares en general. Para combatir el catarro, cocer unos 60 g de hojas de col, las más carnosas, cortadas en grandes trozos, en 1 litro de agua, hasta que se haya consumido la mitad del líquido. Se retiran entonces las hojas y, con el caldo aún caliente, se añaden 60 g de miel, removiendo hasta disolverla completamente. Beber al terminar de comer.
— *Jarabe de azúcar al vinagre:* mezclar en una botella de vidrio transparente, a partes iguales, azúcar (es preferible utilizar azúcar de caña) y vinagre puro de vino de calidad. Tapar y agitar con frecuencia el jarabe sin utilizarlo ni abrir la botella. Cuando, al mirarlo al trasluz, comprobemos que el azúcar se ha disuelto por completo en el vinagre, el jarabe estará listo para usar. La dosis es una cucharilla de café en cuanto se manifieste el primer acceso de tos, para combatir el catarro.

Catarro crónico

Bien sabían nuestras abuelas hasta qué punto son difíciles de combatir las enfermedades crónicas en general y el catarro en particular, de manera que, junto a los remedios específicos, aconsejaban paciencia y una dieta adecuada.

Estas son las recetas para esta forma bronquial.

— *Zumo de berros:* se obtiene exprimiendo y machacando berros frescos hasta obtener 10 g de zumo. Mezclarlo con 100 g de leche fría o, si así lo preferimos, con un caldo concentrado de carne, también frío. Se bebe la mezcla por las mañanas, en cuanto nos levantemos.

— *Tisana de tusilago:* se dejan macerar en 1 litro de agua fría 35-40 g de hojas frescas de tusilago, cortadas a trocitos. Transcurridos 15 minutos, se pone al fuego y, con la llama baja, se llevará a ebullición. Se hierve durante 2 minutos, se retira del fuego y se deja en infusión durante otros 10 minutos. A continuación, filtrar la tisana a través de una tela fina para que no pase la pelusilla, que irritaría las vías respiratorias.

Beber la tisana fría a razón de una taza después de cada comida, y otra taza justo antes de acostarse.

— *Infusión de amapola:* en 1 litro de agua hirviendo dejar en infusión durante 15 minutos 10 g de pétalos de amapola. Pasar por el colador. Tomar dos tazas al día, antes de cada comida.

— *Tisana de higos:* coger los higos maduros (verdes o negros, da igual), lavarlos bien y cortarlos en cuatro trozos sin pelarlos. Cubrirlos con agua tibia y dejarlos macerar durante toda una noche. Por la mañana, en ayunas, comer los higos y beber todo el agua.

También puede prepararse una decocción haciendo hervir durante 2-3 minutos la misma cantidad de higos cortados en trocitos en 1 litro de leche. Se apaga el fuego y se bebe la leche aún caliente, comiendo también los frutos.

Catarro gástrico o intestinal

El catarro intestinal puede depender tanto de una inflamación localizada en los propios intestinos como de otras alteraciones en distintos puntos. Por tanto, hay que remontarse a las causas, ya se trate de una manifestación asociada a la dentición infantil o a una reacción ante una comida indigesta.

Por lo general, la farmacopea de nuestras abuelas aconsejaba, además de una dieta ligera y guardar cama, alguna que otra tisana para calmar los dolores en el vientre, la cual asimismo ayudaba a una rápida superación del catarro.

Muchos de estos remedios también se utilizaban eficazmente para combatir los cólicos intestinales, de los que hablaremos en el apartado «Cólicos» (véase pág. 59).

Hablaremos aquí en cambio de la decocción de manzanas. Se prepara hirviendo 3 manzanas sin pelar, lavadas y cortadas a trozos, en 1 litro de agua, durante unos 20 minutos. Una vez apagado el fuego, se le añade unos trocitos de regaliz puro. Beber a discreción durante el día, frío y sin añadir azúcar.

Nuestras abuelas conservaron intacto el concepto de la validez emoliente y anticatarral de las cinco plantas pectorales de los antiguos, que contenían mucílagos y sustancias lenitivas: altea, malva, llantén, violeta y tusilago.

Cefalea

La cefalea, llamada vulgarmente *dolor de cabeza*, es un trastorno tan extendido que se puede calificar como *general*. Desdeñada sin contemplaciones por los que no la conocen (hasta el punto de tacharla de *enfermedad típica de mujercitas*), es, por desgracia, un trastorno doloroso y debilitador, como bien sabe quien la sufre.

Los orígenes o causas de la cefalea son innumerables, así como sus manifestaciones, aun configurándose todas ellas en la región de la cabeza. A grandes rasgos, la cefalea se divide en dos clases: una, derivada de afecciones y trastornos de carácter general, y otra, síntoma de una afección localizada en la cabeza.

Tampoco eran muchos quienes, en tiempos de nuestras abuelas, se tomaban muy en serio esta auténtica enfermedad, aunque entonces, como hoy en día, los que la padecían sí que eran legión.

Puesto que se quería hacer creer que era un trastorno típico de las mujeres, eran ellas quienes se consultaban entre sí, intercambiándose recetas y constatando las mejorías. De todo ello da cuenta, diligentemente, el famoso recetario.

Ante todo, se trataba de detectar la causa del trastorno y, acto seguido, preparar el remedio más adecuado. Si el dolor de cabeza aparecía cuando la mujer estaba encinta, no había de qué preocuparse: como máximo, se recomendaba reposo a la futura madre. Si dependía de una indigestión, el mejor antídoto era un ayuno total; si se debía a una intoxicación o al hígado fatigado, se aconsejaba una dieta ligera y adecuada; si, por último, se derivaba de la tensión nerviosa, se tomaban baños calmantes y se bebían tisanas sedantes. En resumen, se hacía exactamente aquello que tratamos de hacer ahora nosotros, en el momento en que hemos comprendido que atiborrarnos de antibióticos no sólo no nos cura, sino que agrava las condiciones psíquicas y físicas del organismo, hasta provocar daños irreparables.

No andaban nada equivocados, y hoy en día la medicina natural así lo ha confirmado, cuando combatían las cefaleas más recalcitrantes sumergiendo los pies y las manos en agua caliente, en la cual se habían vertido cenizas: el mayor riego sanguíneo resulta beneficioso para atenuar el dolor.

Uno de los remedios más corrientes y utilizados, al menos en los pueblos, era dar a oler a quien sufría el dolor de cabeza vinagre puro de vino. Si la causa del dolor dependía de una obstrucción de las fosas nasales o frontales, o bien de otras causas similares, el vinagre se revelaba providencial y atenuaba cuanto menos el dolor agudo.

Entre los remedios-supersticiones, por el contrario, el de atar la frente del enfermo con el lazo que se llevó en la confirmación (obviamente, si se trataba de muchachos que la hubieran celebrado recientemente y tuvieran a mano este objeto) o la aplicación de diversas frutas crudas sobre la parte afectada, con la esperanza de que su pulpa absorbería los dolores hasta hacerlos desaparecer.

Sin embargo, los remedios más válidos han sido experimentados con éxito y vale la pena probarlos. Nuestras abuelas sabían, por ejemplo, que las cefaleas derivadas de

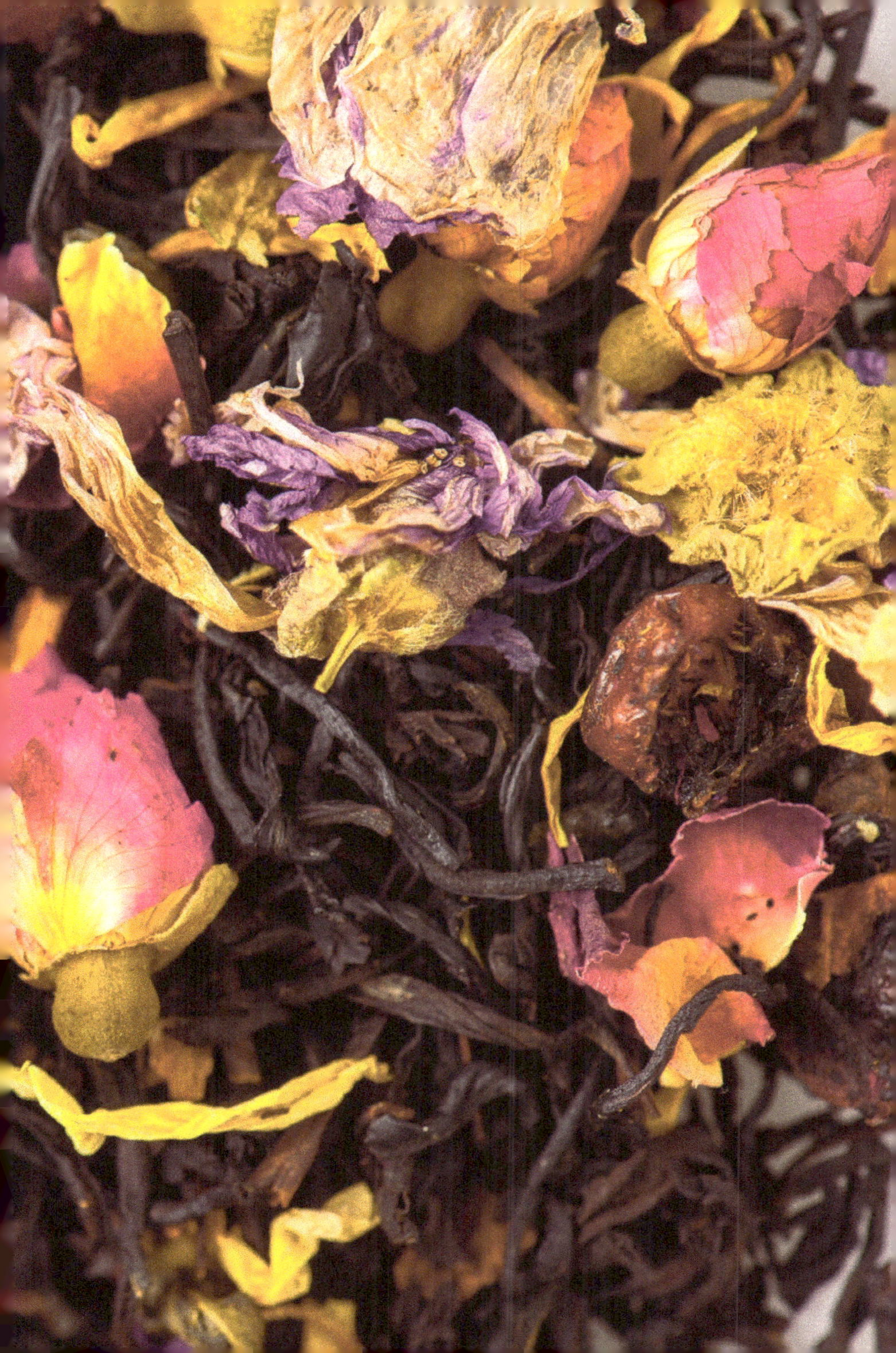

sinusitis exigen, como primera actuación, reposo en la cama, oscuridad total y silencio.

Para este tipo de cefalea, el ungüento de clavos es un buen revulsivo. Se hierven en aceite de oliva puro unos clavos oxidados y se usa el producto para hacer ligeros masajes en la región supraorbital, repitiéndolos también por la noche, cuando, como es sabido, el dolor se atenúa.

Son aconsejables también las inhalaciones, el remedio más antiguo y seguro no sólo contra la sinusitis, sino también para las cefaleas en general que se manifiestan por la mañana y persisten hasta la noche.

Las inhalaciones de pino se preparan hirviendo en 1 litro de agua 100 g de yemas de pino. En cuanto rompe a hervir, se apaga el fuego y se le hace inhalar los vapores al paciente hasta que el preparado se enfríe.

Muy útiles también son los vahos de flores de lavanda y de otras labiadas aromáticas.

La cataplasma de col verde consigue efectos inesperados. Se ponen hojas de col sobre la parte de la cara o de la cabeza afectada, en doble o incluso triple grosor. Para completar el tratamiento, introducir por la mañana y por la noche unas gotas de agua de col por las fosas nasales, aspirando.

Si la cefalea es muy intensa, podemos hacer unos baños de pies con agua caliente en la que hayamos vertido un vaso de vinagre. Durante el baño, masajearemos suavemente y durante largo rato las piernas con otro vinagre del mismo tipo. Las cataplasmas también tienen un efecto benéfico e inmediato sobre la cefalea.

Se prepara una pasta fluida con 1 huevo, 2 cucharas de zumo de limón y 2 cucharas de harina de lino.

Se envuelve en un trapo de tela y se aplica sobre la nuca durante un par de horas, de modo que mitiga en un primer momento y luego erradica incluso la cefalea más persistente.

La cataplasma de hojas de alcachofa silvestre, desmenuzadas, machacadas y aplicadas sobre la frente, tiene las mismas propiedades que la anterior, pero con un efecto más rápido.

Cuando la cefalea tiene su origen en la hipertensión, nuestras abuelas la combatían con un vino de muérdago (se dejan macerar 50 g de hojas frescas de muérdago desmenuzadas durante 48 horas en 1 litro de vino blanco). Este vino, administrado al enfermo durante mucho tiempo a razón de un vaso mediano antes de cada comida, elimina la cefalea y combate al mismo tiempo la causa principal del trastorno: la hipertensión.

Hallamos en el recetario de la abuela otro vino, esta vez de albahaca, para curar las jaquecas crónicas, de las cuales se desconoce si poseen o no un origen patológico. Se maceran en 1 litro de vino moscatel de primera calidad, durante 8 días, 70 g de hojas frescas de albahaca. A continuación, se filtra el vino machacando bien las hojas para extraer todo el jugo y se bebe a razón de un vaso de licor antes de cada comida. El tratamiento puede prolongarse indefinidamente.

Por último, hay cefaleas de origen nervioso, muy frecuentes, difíciles de combatir.

Nuestras abuelas las trataban con productos de la tierra, sobre todo en primavera, cuando las hojas y brotes están tiernos y preñados de humores benéficos.

Se conocía con el nombre de «tisana de prímula» un preparado de 35 g de flores frescas de prímula en infusión durante 20 minutos en 150 g de agua hirviendo. Se toma la tisana tibia, para rematar las comidas principales, preparándola expresamente para cada ocasión, o si se necesitaba para varios días.

Las infusiones de melisa y de hierba de Santa María (balsamita o jaramago) se preparan poniendo 100 g de una u otra de estas plantas, en 1 litro de agua caliente durante 5 minutos. Dosis: tres tazas al día, lejos de las comidas.

Y, por último, para cualquier tipo de cefalea, inhalaciones de jugo de hiedra trepadora, benéficas y calmantes: machacar 300 g de hojas frescas y aspirar inmediatamente. La sensación de bienestar y el alivio del dolor son inmediatos.

Cólico

El cólico, en el lenguaje popular, suele definirse como *dolor de barriga* y, como para la cefalea, tiene orígenes, localizaciones e intensidad variables.

Por cólico se entiende en sentido general cualquier crisis dolorosa, violenta y repentina, provocada por la contracción espasmódica de una víscera en la cavidad abdominal.

Los cólicos se dividen en: intestinales, gástricos, hepáticos, renales e internos, con una gama amplísima de variantes.

¿Cómo se regulaban en este caso nuestras abuelas? En modo alguno ignoraban la variedad y complejidad de los distintos tipos de cólicos, si bien los remedios que tendían, todos ellos, a calmar las contracciones y, a continuación, a restablecer el estado de salud, eran bastante similares entre sí, y se aprovechaban a menudo de los mismos ingredientes.

A quien padecía cólicos le imponían, ante todo, una dieta adecuada, regla que tanto ahora como entonces no debe olvidarse en este tipo de trastornos.

Las zanahorias son uno de los remedios naturales especialmente activos en este y otros trastornos. La escuela médica de Salerno las señalaba como la mejor medicina contra todos los pequeños trastornos asociados a la zona del vientre. En el recetario de nuestras abuelas hallamos en este sentido el consejo de consumir diariamente, crudas, unas zanahorias y, aún mejor, reducir a zumo 1 o 2 zanahorias frescas y beberlo por la mañana en ayunas.

Con el pepino, en cambio, se prepara un puré, que se incluye en el menú de quien padece cólicos, al menos una o dos veces a la semana.

Con leche e hinojo se puede preparar una excelente decocción que calma las contracciones intestinales. Se toma 1 cucharada grande de polvo de semillas de hinojo y se hierve en 200 g de leche durante un par de minutos, se filtra y se bebe inmediatamente, bien caliente.

Un remedio eficaz contra los cólicos intestinales es también la decocción a base de bistorta. En los siglos XVI y XVII, los puebles de América del Sur utilizaban la raíces de esta planta como calmante, somnífero suave y sedante del sistema nervioso. Nuestras abuelas, ya expertas, recogían las raíces en primavera y las ponían a secar. En el momento en que las necesitaban, preparaban una infusión en 1 litro de agua fría con 60 g de bistorta. Se dejaba macerar durante 8-10 horas y se filtraba. La dosis es de cinco tazas al día.

Los cólicos gástricos (los llamados *calambres estomacales*) se curaban con fresas, un fruto exquisito y una planta de múltiples virtudes, la mayoría de las cuales aún son desconocidas. El zumo de fresas es una panacea para el estómago y —contrariamente a lo que se cree—, salvo casos concretos de intolerancia, es también un óptimo depurador de la sangre. Para el cólico gástrico, se aconseja tomar 250 g al día durante todo un mes.

Para calmar los dolores en el momento del ataque, se le daba al paciente una tisana compuesta, obtenida de la infusión de la siguiente mezcla: 20 g de laurel, 20 g de melisa, 20 g de menta, 20 g de androsemo, 10 g de tomillo, 10 g de tilo y 10 g de salvia. Se recolectaban las hojas de estas plantas, se desmenuzaban y se mezclaban entre sí; luego, se retiraba una cucharilla de café de esta mezcla y se dejaba en infusión en 150 g de agua hirviendo durante 10 minutos. Se filtraba y se bebía después de las comidas.

Los cólicos hepáticos provocados por desequilibrios de las vías biliares son muy dolorosos. La farmacopea de la abuela poseía eficaces remedios de urgencia para calmar el dolor y favorecer la curación. El más sencillo, pero también uno de los mejores, consistía en mezclar el zumo de perifollo con el zumo de lechuga y el de achicoria y administrarle al enfermo 100 g al día de esta bebida.

La tisana de erísimo, válida también para calmar los espasmos, se preparaba poniendo en infusión durante 20 minutos en 1 litro de agua hirviendo 35 g de hojas frescas de erísimo, desmenuzadas, o 20 g de hojas secas. Beber cinco tazas al día lejos de las comidas.

Por último, no hay que olvidarse de las compresas. Para los cólicos hepáticos se usaba una mezcla de 10 g de semillas de heno fresco, 10 g de tomate, 10 g de estramonio y unos pétalos de amapola. Desmenuzado todo muy pequeño, se ponía a hervir en 1 litro de agua durante 10 minutos. En esta decocción, dejándola enfriar un poco, se empapaban las compresas que se aplicaban sobre la parte dolorida en el momento del ataque. Durante la aparición de este, hay que meter al enfermo en la cama, bien tapado, y friccionar a intervalos los brazos, las piernas y las plantas de los pies con el mismo líquido, tibio, de la decocción.

Para los cólicos renales, se prefería recurrir a las compresas de arcilla sobre la zona dolorida y, al mismo tiempo, se sometía al enfermo a un tratamiento de agua de arcilla, con una duración media de 15 días.

La bebida se obtenía vertiendo en 1/2 vaso de agua 1 cucharilla de café de arcilla, que se dejaba precipitar durante toda la noche; se bebía el agua por la mañana, al despertar.

Para este tipo de cólicos también resultan eficaces las cataplasmas de cebolla, que se preparan cortando 2 o 3 cebollas, calentándolas en el horno y mezclándolas luego con vino blanco caliente. Se envuelve todo ello en una tela y se aplica la cataplasma durante mucho rato, incluso toda la noche, sobre la zona renal.

De las grandes hayas, tan comunes en los campos, nuestras abuelas obtenían un remedio excelente contra los cólicos biliares. Mezclaban la corteza y las hojas de este árbol cortándolas en pedazos, y las quemaban hasta que se reducían a cenizas. Colocaban 1 kg de cenizas en 5 litros de agua hirviendo, dejando macerar durante 24 horas y filtrando a través de una gasa. Bebiendo un vaso de este líquido por la mañana en ayunas, no sólo se curaba el trastorno, sino que se prevenían los cólicos renales.

Todos sabemos que la amapola tiene propiedades sedantes y calmantes; en este sentido, administrar una tisana de amapola en el momento de la crisis se revela como un recurso excelente. Se prepara con 5 g de pétalos, que se hacen hervir en 1/2 litro de agua durante 5 minutos.

Los cólicos internos, tan frecuentes y difíciles de diagnosticar, se benefician de la manzanilla, la malva y la angélica; esta última es una planta que hallamos con gran frecuencia en el recetario casero. En efecto se trata de un remedio muy eficaz contra muchos trastornos. Por ejemplo, para los cólicos uterinos se prepara una infusión con 20 g de raíces, secas y desmenuzadas, en 1 litro de agua hirviendo. Durante la crisis se beberá una taza a pequeños sorbos mientras que, para prevenir el trastorno, se emplea la decocción de angélica, tomando una taza después de las comidas 3 o 4 días antes del inicio de cada menstruación. La manzanilla se recomienda contra los cólicos de cualquier clase, y en todas sus preparaciones, es decir: infusiones, aplicaciones externas, vahos, etc.

Conjuntivitis

El enrojecimiento e hinchazón de los ojos, por no hablar de la conjuntivitis propiamente dicha (inflamación del conjuntivo —membrana mucosa transparente que envuelve la parte anterior del bulbo ocular y la pared interna del párpado— que puede estar provocada por diversos factores), son tan frecuentes y de origen tan diverso que ni siquiera ahora estamos en condiciones de establecer con claridad sus causas y procedencia.

En estos últimos años, para el tratamiento de este trastorno se percibe un constante retorno a las medicinas basadas en productos naturales, las más eficaces y menos perjudiciales a la hora de proteger y curar —siempre que sea posible— nuestros ojos.

Así pues, volvamos confiados a los remedios de la abuela, salvo casos concretos en los que sea precisa una intervención rápida y fulminante de las cortisonas y los antibióticos.

Los ojos, como es sabido, reflejan el estado general de salud de la persona, así como los sentimientos y el estado de ánimo. No por azar, en la farmacopea antigua se formulaban horóscopos sobre la salud del individuo interpretando su aspecto. Acaso ingenuos, pero sin duda eficaces en su propia medida, los ancestrales remedios del pueblo se situaban en el borde mismo de la brujería: compresas de levadura de cerveza sobre los párpados cerrados que, según se decía, absorbían la sangre que enrojece los ojos y provoca la conjuntivitis. Aún más

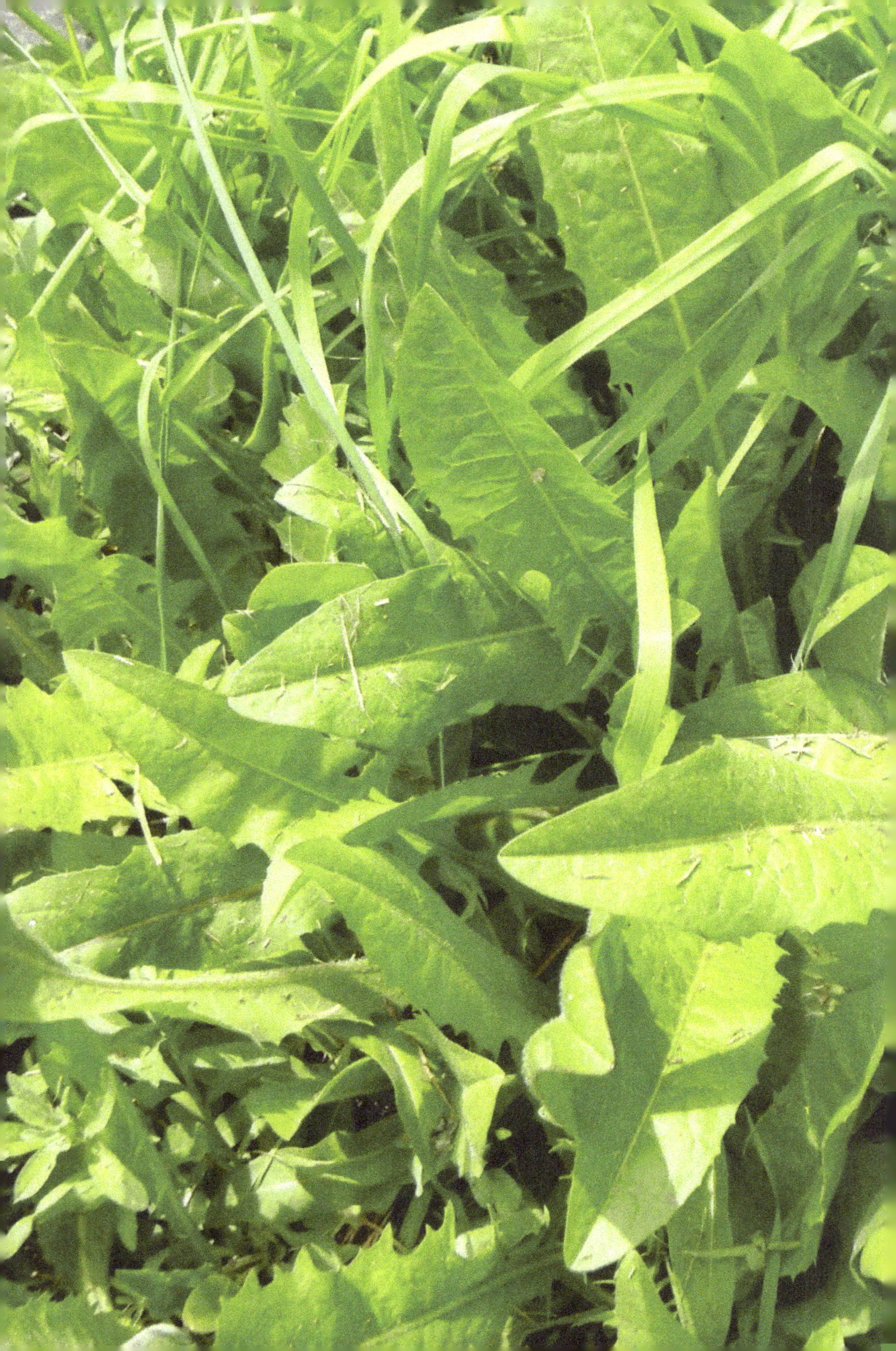

sorprendente resulta el consejo de lavarlos con aceite bendito obtenido en un altar dedicado a san Francisco o, a falta de aceite, con agua bendita.

Bastante más sensato era el uso del hinojo, considerado como un remedio óptimo contra la conjuntivitis, hasta el punto de que el recetario de la abuela nos ha transmitido su recuerdo. Así, por ejemplo, aconsejaban frotar suavemente los ojos enrojecidos con flores de hinojo y pétalos de rosas. Estos vegetales se transformaban previamente en una decocción que, una vez fría, serviría para efectuar estas aplicaciones beneficiosas.

Estas son las recetas más eficaces y de preparación más fácil para curar la conjuntivitis y, en general, cualquier inflamación de los ojos:

— *Compresas de pétalos de rosas:* dejar en infusión durante 10 minutos, en 1 litro de agua hirviendo, 50 g de pétalos de rosas rojas desecadas.

Aplicar las compresas sobre los párpados y lavar a menudo los ojos con este preparado.

— *Lavaduras de manzanilla:* hervir durante 10 minutos en 1 litro de agua 35 g de flores de manzanilla, dejar entibiar y pasar por el colador; lavar frecuentemente con esta decocción los ojos y aplicar compresas húmedas.

— *Compresas de eufrasia:* se hierven 50 g de planta, desmenuzada y desecada, en 1 litro de agua durante unos minutos, luego se deja en infusión otra media hora y se filtra. Con el preparado se inicia una cura de compresas frías sobre los ojos, que debe prolongarse por lo menos durante 8 días, ininterrumpidamente. Se suspende la cura durante otros 8 días y se reanuda con el mismo ritmo.

— *Baños de miel:* se hierve una cucharada de miel en 150 g de agua durante 5 minutos. Cuando la decocción se haya entibiado, se empapan las gasas que aplicaremos durante un rato largo sobre los párpados, alternativamente.

Y, por último, el remedio más sencillo y conveniente para las habituales quemazones de los ojos, para el enrojecimiento de la piel y el cansancio ocular en general: aplicar unas rodajas de patata cruda sobre la parte afectada, cambiándolas a menudo.

Nuestras abuelas también recomendaban para esto las infusiones de flor de naranjo y de perpetua amarilla.

Diarrea

La diarrea puede ser síntoma de diversas enfermedades, si bien con frecuencia se trata de un trastorno aislado, transitorio, debido a múltiples causas concomitantes. La diarrea consiste en evacuaciones intestinales frecuentes y de heces líquidas, con salida violenta; puede o no ser dolorosa, y afecta al organismo a cualquier edad. En este sentido, es muy peligrosa en los recién nacidos.

Los remedios de la antigua farmacopea casera no pretendían curar las formas graves de disentería; sólo si la diarrea se debía a una mala alimentación, a un golpe de frío o a otras causas simples, estaban en condiciones de atajar rápidamente este trastorno tan molesto y debilitador.

Ante todo, es aconsejable que el enfermo guarde cama y se alimente exclusivamente de arroz hervido y leche; cuando las manifestaciones más evidentes del trastorno desaparezcan, se recomienda iniciar durante unos días una cura a base de miel. Si se trata de niños pequeños, en cuanto aparezcan los primeros síntomas de diarrea habrá que suspender cualquier tipo de alimentación y administrarles exclusivamente pulpa de manzana rallada (1 cucharadita cada hora, durante todo un día); si una vez transcurrido este tiempo la diarrea no ha remitido, significa que se deriva de otras enfermedades y desequilibrios, en cuyo caso habrá que acudir al médico.

Estas son las recetas más eficaces para combatir la diarrea.

Diarrea en adultos

En 1 litro de agua se hierven 30 g de arroz (a ser posible, sin descascarillar) durante una hora; luego se filtra el agua a través de una gasa y, cuando se haya enfriado por completo, se añaden 3 claras de huevo y 100 g de jarabe de membrillo. Cada media hora, se toma un vasito de esta bebida; una vez remita la diarrea, todavía se vigilará durante varios días la dieta del enfermo. Es aconsejable administrar carne a la plancha poco cocida y jugo de carne roja.

La infusión de té negro sustituye cualquier otra bebida en los casos de diarrea provocada por el calor. Se prepara como un té normal y se endulza con jarabe de membrillo; asimismo, se recomienda añadir unas gotas de ron.

La infusión de varias hierbas, adecuadamente dosificadas y mezcladas, es un remedio bastante eficaz. En 200 g de agua hirviendo se ponen en infusión durante 2 horas 30 g de cascarilla, 15 g de canela y 10 g de genciana. Los vegetales deben estar majados, machacados y mezclados. Transcurrido el tiempo de infusión, añadir 100 g de azúcar refinado, se mezcla y se agita hasta que se haya disuelto en la bebida, que se administra a cucharadas (1 ó 2) varias veces al día, hasta la desaparición de los trastornos diarreicos.

En el recetario de la abuela hemos encontrado la antigua receta de una poción que procede de la región de Borgoña y que desde siempre ha proporcionado alivio rápido.

Se prepara una infusión de 50 g de flores de tilo y se hace destilar; lo mismo se hace con hojas frescas de menta, preparando 20 g de infusión destilada. Se unen ambos productos y se añaden 30 g de jarabe de flor de naranjo, 40 g de vino de Málaga, 30 g de alcohol y, por último, 4 g de extracto de ratania (se puede obtener listo para su uso en la farmacia).

Cada media hora se administra una cucharada de esta poción al enfermo, manteniéndolo con un régimen dietético adecuado (arroz, manzanas, leche).

Diarrea en niños y jóvenes

Es interesante destacar que, por lo general, se atribuía la causa de la diarrea en los lactantes y niños muy pequeños a una excesiva prisa por destetarlos, administrándoles de modo prematuro papillas y otros alimentos que no se adecuaban a las capacidades digestivas de su joven organismo. Por tanto, en caso de diarrea se volvía a la alimentación láctea o, por lo menos, a una dieta líquida en la que en lugar de agua pura se empleaba agua de arroz, remedio al que se recurre aún hoy, y no sólo para curar a niños. La receta perfecta para preparar agua de arroz es la siguiente: hervir en 1 litro de agua 60 g de arroz hasta que se cueza por completo. Añadir apenas una pizca de sal cuando el arroz se haya deshecho y filtrar. Beber abundantemente.

Las zanahorias, por su parte, son conocidas por sus propiedades antidiarreicas. Se preparan dejándolas cocer en agua durante bastante tiempo, bien lavadas y raspadas, hasta que se vuelvan tiernas. Se pasarán entonces por el triturador y se sirven tanto en crema como en forma de menestra, junto con el agua de la cocción.

Con los pequeños frutos rojos del espino albar, recolectados en cuanto despunte el otoño, se puede prepara una tisana muy adecuada para combatir la diarrea infantil. Tras recoger las bayas, se desecan al sol o en el horno, a temperaturas bajas. Se colocan entonces en un recipiente cerrado donde se conservarán hasta el momento del uso.

La preparación es muy sencilla: se machacan 30 g de frutos desecados en 1 litro de agua tibia y se bebe la tisana a lo largo del día.

Asimismo, el puerro se recomienda para resolver las formas infantiles de diarrea, ante todo como alimento, hervido y condimentado con muy poca sal y limón. Como remedio específico, se administra el caldo del puerro, obtenido al hervir durante 3 horas, en 2 litros de agua, 8 puerros cortados en rodajas: una cucharadita de café del caldo resultante, que se administrará cada 5 minutos, acaba con la diarrea. Este tratamiento será aún más rápido si, al mismo tiempo, aplicamos compresas calientes impregnadas en este caldo sobre el vientre del enfermo.

Apenas una breve referencia al remedio que se utilizaba para curar la diarrea provocada por la dentición: se recurría a la salvia, una de las plantas más valiosas que la naturaleza nos proporciona.

Los usos y virtudes de este vegetal son infinitos, y se conocen desde los tiempos más remotos, aunque no han sido muy bien aprovechados. La salvia es, sin duda alguna, la «reina» de las plantas medicinales, respetada y utilizada primero por los egipcios y luego por los romanos; componente esencial de numerosos preparados medievales y renacentistas, hoy en día es de uso muy común tanto en la farmacia como en la cocina, donde despliegan sus innumerables propiedades. Por tanto, para la diarrea por dentición se prepara una infusión de 5 g de hojas desmenuzadas en 500 g de agua fría. Se deja macerar durante 1 hora más o menos, y luego se da a beber el líquido al niño a lo largo del día, a pequeñas dosis.

Entre los apuntes que aparecen en el recetario de la abuela, podemos recordar también la harina tamizada de los frutos y las semillas del algarrobo; además, una serie de productos astringentes y antidiarreicos que sólo deben emplearse en los casos más recalcitrantes, como la hoja de encina, la hoja de nogal, la hoja y la corteza de avellano, la hoja de arándano, etc. Con todos estos productos se preparaban decocciones que se mostraban eficaces como antidiarreicos, según reconoce incluso la fitoterapia moderna.

Dismenorrea

En lenguaje clínico, significa *menstruación irregular*, aunque la palabra suele utilizarse normalmente como sinónimo de *menstruación dolorosa*.

El trastorno aparecía cuidadosamente descrito en el recetario casero de la abuela; a pesar de tratarse de un desequilibrio pasajero, no era ignorado y menos todavía se obviaba el dolor que esta disfunción causa.

Ya entonces como ahora, el láudano era el sedante específico para los dolores menstruales más violentos, si bien se debe administrar siempre con extrema prudencia, al tratarse de un producto derivado del opio (más concretamente, de la tintura de opio, azafrán, canela o clavo) que, tomado en altas dosis, tiene un efecto narcótico muy potente. Las dosis de láudano no deben superar las 10-15 gotas, tomadas una vez al día, y dos veces en casos excepcionales de dolores descomunales. De cualquier forma, el láudano sólo puede comprarse en la farmacia y con receta médica.

Como remedios más suaves, aunque de efecto seguro, la farmacopea casera se dirigía a las hierbas.

La decocción compuesta por marrubio, meliloto, melisa, milenrama, artemisa y mostaza eran las más conocidas. Se recolectan las hojas tiernas y las sumidades floridas de estos vegetales, se mezclan a partes iguales y se pondrán a hervir 50 g de la mezcla, durante 3 minutos, en un litro de agua.

Se aparta la infusión del fuego, se deja reposar durante un cuarto de hora y luego se filtra. Tres o cuatro tacitas de café, tomadas durante el día después de las comidas, aseguran una regulación del ciclo menstrual y la eliminación del dolor.

Mezclando artemisa (30 g) y milenrama (15 g) con hojas de salvia (10 g), bonvarón (30 g) y flores de caléndula (20 g) se preparaba una mixtura de hierbas muy eficaz para eliminar los dolores menstruales. Las hierbas, desecadas y desmenuzadas, se recolectan en la estación adecuada y, una vez mezcladas en las dosis indicadas, se guardan en un tarro de vidrio cerrado.

Ocho días antes del inicio del periodo menstrual, se inicia la cura bebiendo tres tazas de infusión (1 cucharadita de las de café de la mezcla en 150 g de agua hirviendo, 10 minutos en infusión) al día: una por la mañana en ayunas, y las otras dos tras las comidas principales. Se continúa con el tratamiento durante ocho días consecutivos.

El ciprés, el enorme y melancólico árbol de los cementerios, era considerado bastante eficaz para esta clase de trastornos: de la planta se utilizaban y se utilizan únicamente los frutos, llamados *nueces de ciprés*.

Con 100 g de estas nueces machacadas, hervidas en 1 litro de agua durante 5 minutos, se prepara la tisana que bebían nuestras abuelas en el momento de la crisis. Para que el efecto sea duradero, la cura debe prolongarse durante un par de días, a razón de dos tazas al día antes de las comidas.

Otras dos recetas para combatir la dismenorrea, extraídas del recetario de la abuela, son las siguientes: dejar macerar en 1 litro de agua 50 g de flores y hojas de hierba luisa durante 3 horas, mezclándolas a menudo, y poner al fuego bajo hasta que rompa a hervir.

Transcurridos 2 minutos de ebullición suave, apagar el fuego y dejar en infusión durante un cuarto de hora; se filtra con el colador. Tomar una taza durante las comidas.

Con la ortiga blanca se prepara la segunda receta: hervir en 1 litro de agua, durante 2 minutos, 50 g de hojas y flores de esta planta. Dejar 10 minutos más en infusión, y filtrar después a través de un trozo de tela. Una taza durante la comida (a mediodía y por la noche).

Eczema

El eczema es una de las enfermedades de la piel más complejas y confusas. Se trata de un trastorno muy frecuente, y para combatirlo se han derrochado millones de palabras y se han confeccionado miles de remedios... ¡milagrosos!

El número de cremas disponibles en el mercado es infinito, así como las hipótesis formuladas sobre las causas y orígenes de este trastorno, que en cualquier caso aún son oscuros.

Este es el motivo por el que se trata de una enfermedad muy adecuada para ser abordada por la medicina natural.

El eczema se manifiesta de varias formas: como ampolla, húmedo o seco. La «costra lechosa» del lactante, por ejemplo, es un eczema de tipo seborreico. Tanto la medicina oficial (sobre todo, la dermatología) como la homeopática se han ocupado del eczema, con resultados a menudo decepcionantes. Al parecer, la esperanza más fundada de curación procede hoy en día de las hierbas y la aplicación de productos naturales.

En algunas tribus del alto Egipto y de Sudán, las dermatitis en general y los eczemas en particular se combaten aplicando barro, a menudo con buenos resultados. En el antiguo Egipto, y en ciertas zonas aún hoy, se usaba abundantemente el limo del Nilo para curar las eczematosis. Asimismo, la arcilla es un remedio tradicional que la dermatología ha redescubierto no hace mucho. En el recetario de la abuela encontramos, en primer lugar, las compresas con una pasta blanda obtenida a partir de una mezcla de agua y arcilla, que se aplica directamente sobre la piel durante unos 30 minutos, hasta que se seque. Se retira entonces la compresa y se enjuaga la parte afectada con agua hervida que se ha dejado entibiar. Se seca perfectamente con algodón hidrófilo o con un trozo de tela muy suave, y se esparcen polvos de arcilla sobre la zona, dejándola actuar durante toda la noche.

Hay que recordar que no hay cura externa que pueda surtir efecto si, al mismo tiempo, no se desintoxica el organismo. La dieta aconsejada por la abuela era muy sensata: comida hervida poco o nada condimentada, abundante verdura cocida, eliminación casi total de la grasa, supresión de todas las especias, guisos, salsas picantes y quesos fermentados, así como del alcohol. Muchos derivados lácteos y fruta fresca.

En el tratamiento de la dermatosis, con independencia de su tipo, el arroz ocupa un lugar primordial. Ante todo, en la dieta, pero también para hacer cataplasmas externas. Machacar hasta reducir a polvo una cantidad de arroz crudo, mezclarlo con agua hervida (o mejor, leche) hasta obtener una pasta fluida que se aplica fría como cataplasma sobre las partes afectadas por los eczemas. Dejarla así durante 1 hora, más o menos, y a continuación se lavará la parte en cuestión con agua hervida tibia. El agua de la cocción del arroz, sobre todo si ha cocido durante un buen rato, servirá en cambio para hacer las clásicas lavaduras refrescantes y descongestionantes.

Para los eczemas escamosos, el remedio más aconsejable es el aceite de lavanda. Se obtiene con 1 litro de aceite de oliva virgen en el que se introducen, durante cinco días consecutivos, 50 g de flores frescas de lavanda cada vez. Al final, se pasa el aceite por el colador y se vuelve a echar la misma cantidad de flores frescas cada día. El ciclo vuelve a empezar cada cinco días, hasta que el preparado empiece a desprender un intenso

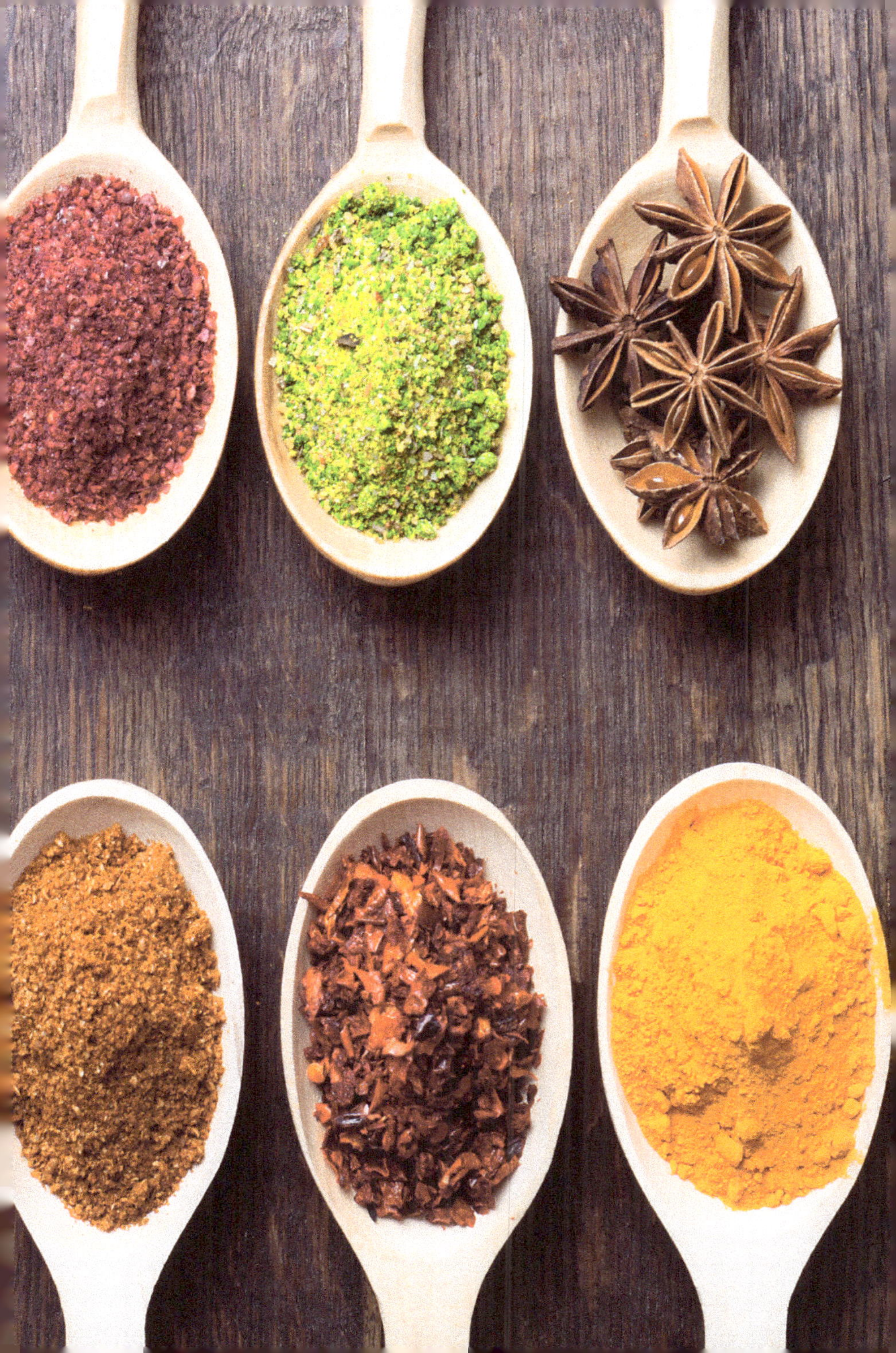

olor a lavanda; entonces, se pasa por el colador por última vez y ya está listo. Con este aceite se unta el eczema por lo menos dos veces al día, dejando que la piel lo absorba de manera natural.

Estos remedios externos, junto a la dieta, se combinan con la ingestión de tisanas de dulcamara, de la que ofrecemos la receta a continuación.

En 1 litro de agua hirviendo verteremos 60 g de hojas y flores de dulcamara, lo pondremos al fuego y lo llevaremos a ebullición hasta que el agua se reduzca a la tercera parte. Filtraremos enseguida a través de una gasa y beberemos una taza de tisana entre las dos comidas principales, siguiendo la cura al mismo tiempo que las aplicaciones externas.

En la farmacopea de la abuela esta receta ocupa un lugar primordial, junto a la aquilea milenrama, que resulta muy útil para reducir los eczemas (ya sea utilizando las sumidades floridas trituradas y majadas, ya sea en decocción al 10 % en agua), y sus propiedades son reconocidas incluso por la fitocosmética moderna.

Creemos que estos sencillos remedios naturales merecen ser probados por todos aquellos que sufran esta tenaz y recurrente enfermedad de la piel, dado que los resultados obtenidos son siempre positivos.

Eritema

Enrojecimiento de la piel, más o menos intenso, concentrado o difuso, continuo o en manchas, debido a un mayor reflujo de sangre en los vasos cutáneos.

Las causas son variadas: exposición al sol, quemaduras, procesos inflamatorios locales, factores psíquicos, fiebre, etc.

La farmacopea casera tradicional contempla pocos remedios, dado que el eritema carece de medios específicos de cura, a excepción del tiempo, y el objetivo prioritario de la medicina era, por tanto, aliviar el picor a la espera de que la naturaleza —que solía ser la primera causa de su aparición— actuara espontáneamente reabsorbiendo las manchas.

El aceite de oliva virgen, mezclado con clara montada a punto de nieve densa, a partes iguales, es lo mejor que podemos recomendar para hacer desaparecer gradualmente el eritema, sobre todo si es de origen solar.

Con aceite de almendras dulces se unta la piel en las partes afectadas, lo que permite atenuar el enrojecimiento y mitigar el trastorno.

En el recetario de la abuela hallamos también la receta para las compresas de jabonera: en 1 litro de agua se hierven 100 g de sumidades floridas de jabonera durante 5 minutos. Dejar reposar durante otros 5 minutos y pasar luego por el colador. Con la decocción fría se aplican compresas sobre el eritema, cambiándolas con frecuencia.

En aquel tiempo, se utilizaba abundantes cantidades de borotalco y magnesia en polvo para atenuar la molestia de este trastorno, que normalmente es de breve duración. Si el eritema (sobre todo de origen solar) se manifiesta de forma violenta como una auténtica quemadura, las recetas nos remiten a otras voces. En el recetario de la abuela se recomiendan la decocción de tilo, el pepino hecho puré, las berenjenas trituradas y las decocciones de malva y de altea.

Estreñimiento

También el estreñimiento es uno de los contratiempos para los que se recogía tratamiento en la farmacopea de nuestras abuelas. Aún hoy mucha gente —la más sensata— prefiere seguir los remedios naturales en lugar de tomar pastillas.

El estreñimiento es la dificultad para la evacuación de las heces. Se trata de un trastorno sumamente común a cualquier edad y, aunque en sí mismo no es grave, provoca —si no se resuelve— serios inconvenientes (malestar, cefalea o inapetencia).

En el tratamiento del estreñimiento se le otorgaba (y se le otorga) una gran importancia a la dieta: poca carne, mucha fruta (sobre todo ciruelas) y verdura, cruda y cocida. Nada de alcohol, tabaco, vino y chocolate.

Vida al aire libre y, como laxante, bebidas a base de hierbas, que no crean dependencia. No hay recetas secretas ni hierbas milagrosas en el recetario; bastará con tomar una cualquiera, al azar, para que cada cual encuentre el remedio que resulta más adecuado para su organismo. Y, naturalmente, para que el intestino pueda recuperar su ritmo, hay que imponerse la norma de evacuar todos los días a la misma hora: se trata de una costumbre fisiológica que, con mucha frecuencia, resuelve por sí sola el estreñimiento.

En los últimos años, se ha redescubierto la grosella negra como solución contra el estreñimiento, sobre todo en forma de mermelada y de bebida refrescante.

Se utiliza en decocción, hirviendo durante una hora 40 g de hojas secas en 1 litro de agua. Llevar el líquido a ebullición a fuego lento. Transcurridos 5 minutos, retirar del fuego, dejar reposar durante otros 5 minutos y filtrar. La decocción de grosella se puede tomar a razón de tres o más vasos al día, comenzando por la mañana y empleándola como bebida durante las comidas.

La malva es famosa en la lucha contra el estreñimiento, ya que posee una acción laxante bastante enérgica, aunque no exagerada y, sobre todo, no altera los procesos biológicos normales. Una buena receta es la siguiente: dejar macerar en 1 litro de agua fría, durante 10 minutos, 20 g de hojas y flores frescas (o secas) de malva. Llevar lentamente hasta el punto de ebullición, sin dejar que rompa a hervir. Se apaga el fuego, se deja en infusión durante 15 minutos y se filtra. Beber durante todo un día y una noche.

De la planta del melocotonero se obtiene un excelente jarabe que combate el estreñimiento. Verter 500 g de flores frescas de melocotonero (por tanto, hay que prepararlo en primavera) en 1 litro de agua hirviendo, tapar y dejar reposar, sin agitar, 12-14 horas. Una vez transcurrido este tiempo, se pone el preparado al fuego y se lleva a ebullición. Tras 20 minutos, más o menos, de hervor a fuego lento, se filtra todo a través de un pañuelo de tela, estrujando bien el vegetal, que deberá pasar —en puré— casi por completo. Volver a poner al fuego, añadiendo 500 g de azúcar, y dejar hervir con la llama baja hasta que el preparado alcance consistencia de jarabe. Se toma a cucharaditas (2-3) antes de acostarse. Este jarabe lo utilizaba, al parecer, el mismísimo Napoleón.

Asimismo, el tamarindo es uno de los remedios aconsejados contra el estreñimiento: se ponen en infusión 20 g de planta en 1 litro de agua hirviendo durante 10 minutos. Se pasa por el colador y se bebe un vaso todas las noches antes de acostarse.

A los más pequeños se les administrará la siguiente mezcla, que es suavemente laxante y no irrita las paredes intestinales: mezclar 15 g de hojas de bardana, 15 g de raíces desecadas de angélica, 20 g de flores frescas de malva y 15 g de dulcamara; hervirlo todo durante 15 minutos en 2 litros de agua; dejar reposar durante 10 minutos, filtrar y darle de beber al pequeño paciente dos vasos al día, uno por la mañana y otro por la noche. Esta receta, tomada en dosis mayores, sirve también para los adultos.

Ya hemos indicado el consejo de nuestras abuelas de comer ciruelas secas, reblandecidas y cocidas. Para acertar en su preparación, es recomendable atenerse a las siguientes instrucciones: abrir 10 ciruelas secas, quitarles el hueso y ponerlas a remojo durante una hora escasa. La cocción debe durar exactamente dos horas y, durante este tiempo, procuraremos cambiar el agua dos veces por lo menos. Hay que comer las ciruelas por la mañana, como desayuno, si realmente queremos que surtan efecto.

En el recetario se incluyen también innumerables consejos sobre el tema, y se describen, entre otras cosas, ciertos ejercicios gimnásticos especialmente adecuados para recuperar la funcionalidad del intestino. En primer lugar, caminar al aire libre, por la mañana y por la noche, vestidos con ropa ligera y cálida, tratando de respirar con el tórax y liberando la mente de cualquier preocupación.

Los ejercicios propiamente dichos consisten en movimientos repetidos: tumbados de espaldas, levantar alternativamente las piernas treinta veces. O bien, siempre de espaldas, llevar los muslos hasta tocar el vientre y repetir este movimiento durante un buen rato. Con estos ejercicios se consigue poner en movimiento los músculos del vientre, y resultan muy adecuados para vencer el estreñimiento.

Pero tampoco para este problema conviene olvidar la prevención: una dieta adecuada y natural, así como adquirir el hábito de tomar cada noche, antes de acostarse, una taza de agua hirviendo endulzada adecuadamente con miel y, nada más levantarse, un vaso o dos de agua fresca. Estos simples trucos son una auténtica panacea, no sólo para combatir el estreñimiento, sino también para mantener plenamente activo todo el organismo.

En el recetario de la abuela se recomienda el salvado, que se ha puesto de moda en la actualidad, para combatir este trastorno (se prescribía a razón de una cucharada en cada comida). Otro remedio recomendado es la harina de semillas de lino, en la misma dosis que el salvado.

Fiebre

Es el aumento, más o menos notable, de la temperatura del cuerpo, provocado por la estimulación de los centros termorreguladores que se encuentran en el cerebro.

Las fiebres más comunes pueden clasificarse en: continuas, intermitentes, ondulantes y recurrentes.

Las causas que provocan fiebre son múltiples y variadas.

En ocasiones, la fiebre es una reacción saludable del organismo, si bien con más frecuencia es el timbre de alarma de que hay una infección en curso. En tiempos de la abuela no había antibióticos, y los antipiréticos conocidos eran muy escasos y se usaban poco, ya que se sabía que su uso prolongado acarreaba no pocos inconvenientes al organismo.

Si damos crédito a la vieja sabiduría rural, los remedios propuestos contra la fiebre son tan heterogéneos que, cuanto menos, vale la pena conocer alguno de ellos.

Decían nuestros ancianos que si a un paciente con fiebre se le da a beber una sola gota de vino, la temperatura aumenta inmediatamente y «la piel le arde». Pero para hacer bajar la fiebre basta con que el enfermo se cambie la camisa que lleva por otra limpia de algodón; una mujer necesita menos aún: un pañuelo de color rojo intenso, colocado junto a su cuerpo durante toda la noche, «absorbe» la fiebre más recalcitrante.

Más creíble parece la costumbre de atar en las muñecas de los enfermos una sumidad florida de clemátide, o bien un revuelto de hojas frescas de poleo *(Menta silvestris)* mezcladas con un diente de ajo fresco, todo ello triturado, majado y aplicado, con un vendaje, por encima de sus muñecas —o de sus tobillos—. Veamos, ahora, cuáles son las recetas contra la fiebre que aparecen en el recetario de la abuela.

Para fiebres palúdicas, en otras épocas mucho más frecuentes que en la actualidad, se daba de beber al enfermo cada día un vaso de buen vino tinto, en el que se habían dejado en infusión, durante unos minutos, unas hojas de potentila.

Con vino se prepara también una infusión, a base de 25 g de artemisa (sumidades floridas), 25 g de ramitas tiernas de olivo, 25 g de marrubio (sumidades floridas) y 1 diente de ajo, todo ello desmenuzado y machacado. Transcurridos unos 20 minutos, se pasa el vino por el colador y se le da a beber al enfermo.

Con 50 g de yemas de encina y 50 g de capullos de agavanzo, todo ello cortado en pedacitos muy pequeños, y en 250 g de agua, se prepara una infusión que, filtrada, se bebe tibia.

Dos tisanas, especialmente indicadas para las fiebres leves, son las de boj y las de frambuesa.

Se ponen a hervir en 1 litro de agua 75 g de raíces de boj hasta que el líquido se reduzca a la tercera parte. Se deja en infusión con el fuego apagado durante 5 minutos y luego se filtra. Se le añade abundante miel de acacia, y se hace que el paciente tome cuatro tazas al día de esta bebida.

La segunda tisana se prepara hirviendo durante 15 minutos, en 1 litro de agua, 80 g de hojas frescas de frambuesa. Se filtra, se endulza abundantemente con azúcar y se beberá a discreción a lo largo del día.

En cuanto a la infusión de romero, se dejan en infusión, en 1 litro de agua caliente, 120 g de hojas de romero; se pasa por el colador, se endulza con abundante azúcar y se le dan a beber al enfermo cuatro tazas al día, hasta que desaparezca la fiebre.

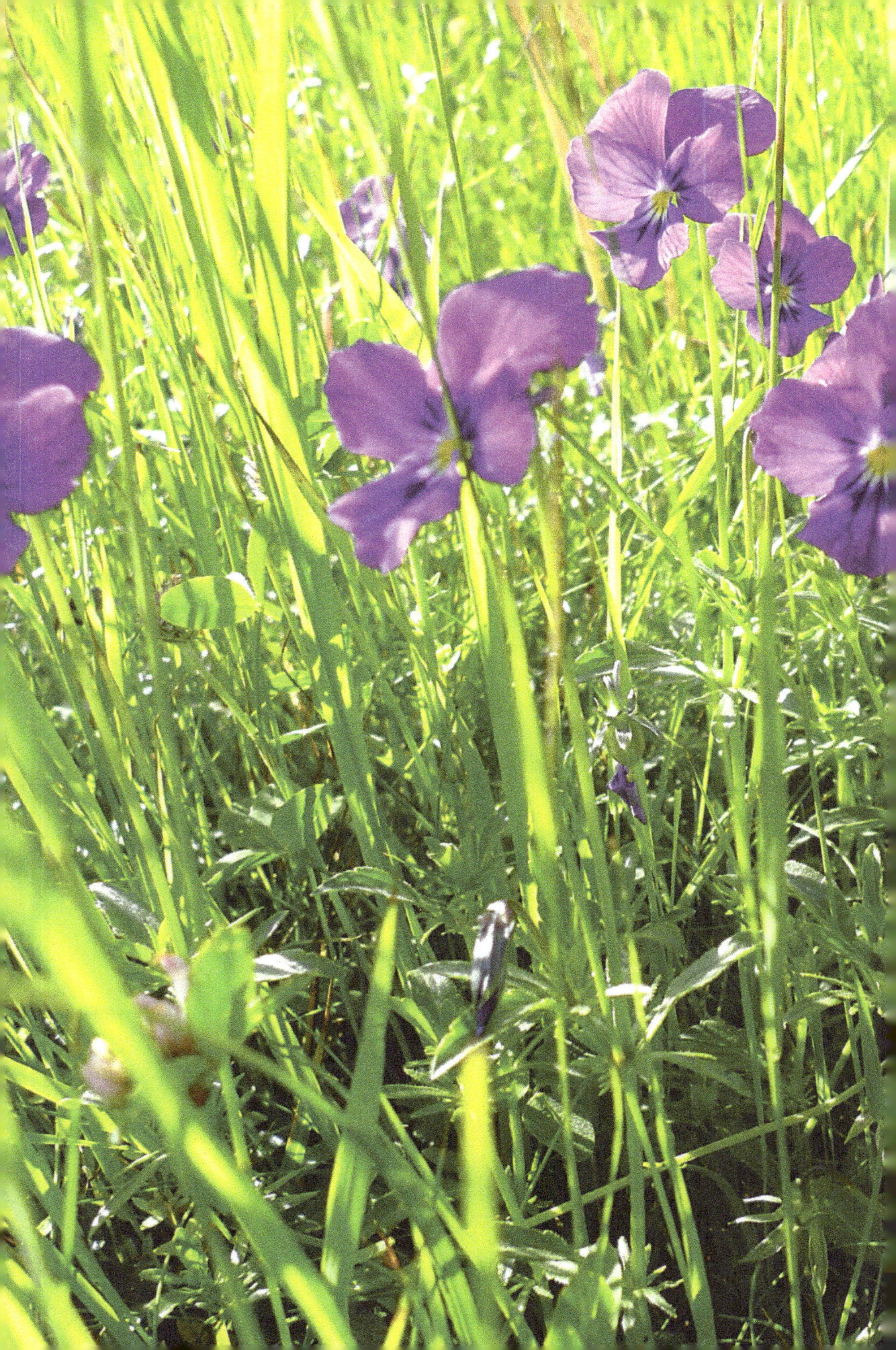

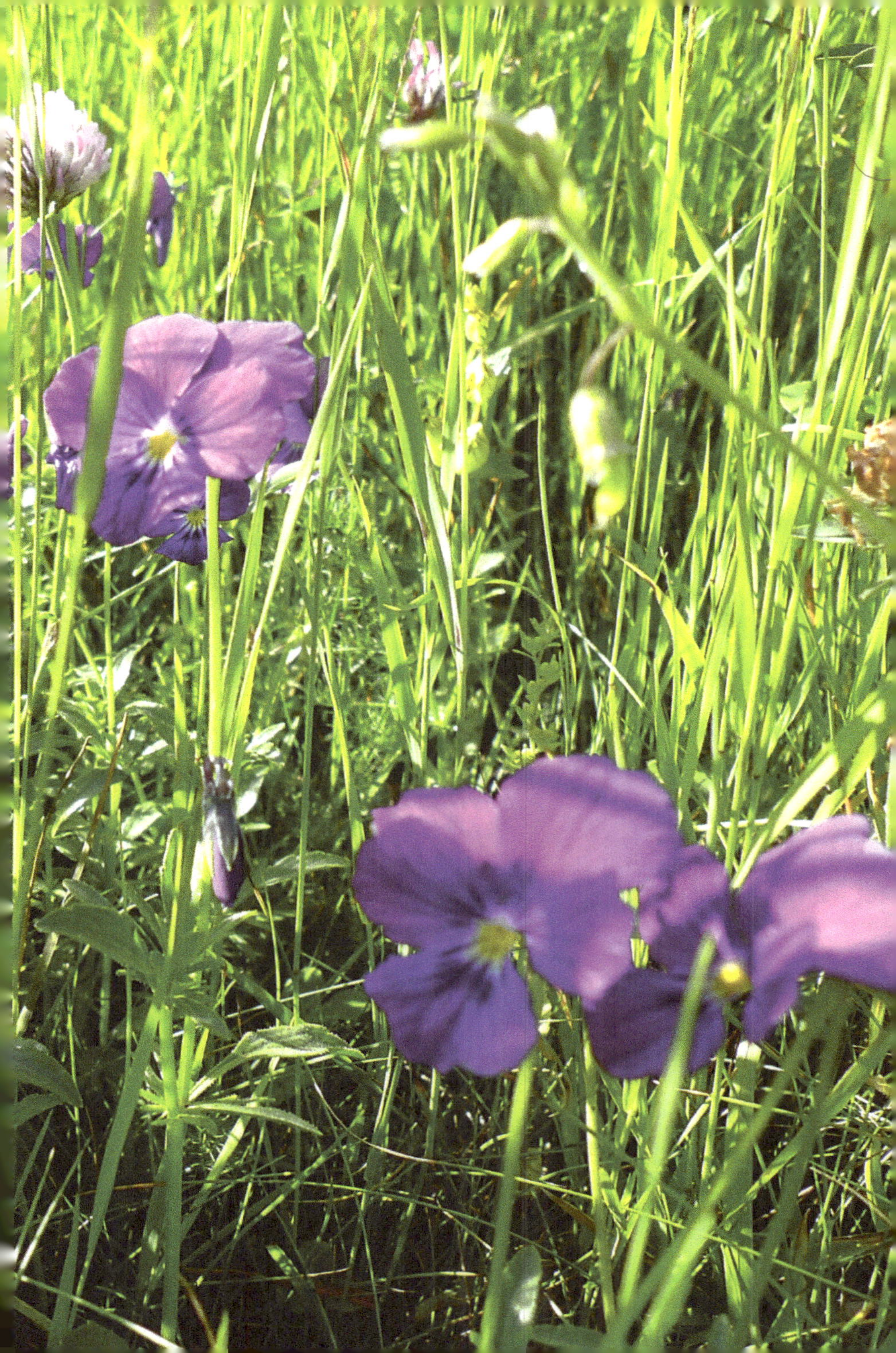

Entre los múltiples productos empleados regularmente para combatir la fiebre en general, se otorga una gran importancia al clavel y, como hemos visto, a la miel, que casi siempre se añadía a las decocciones y a las infusiones.

El clavel era conocido desde antiguo por ser un buen febrífugo; al parecer, los primeros en percatarse de estas virtudes fueron los cruzados.

Puede tomarse en infusión: coger los pétalos de un clavel —a ser posible, de color intenso— y dejarlos secar al sol. En 100 g de agua hirviendo pondremos en infusión 5 g de pétalos previamente desecados durante unos 10 minutos; una vez filtrado, se bebe dos veces al día, repitiendo la preparación en cada ocasión.

Otro remedio eficaz es el jarabe de clavel: poner en un recipiente amplio de vidrio o de cerámica (nunca de metal) 500 g de pétalos frescos de la flor (siempre es preferible si tienen un color intenso), se añade 1 litro y medio de agua hirviendo, y luego se deja en infusión entre seis y ocho horas. Se filtra el líquido y se calienta al baño María. Cuando esté bien caliente, se añade el azúcar necesario para que obtenga la consistencia del jarabe y se deja en el fuego hasta que esté completamente disuelto. Por último, lo verteremos en botellas bien cerradas y, cuando tengamos que utilizarlo, pondremos un cucharón en 120 g de agua caliente, lo disolveremos y beberemos la tisana aún caliente.

Con el enebro se prepara otro remedio muy eficaz: dejar en infusión durante 10 minutos, en 1 litro de agua hirviendo, 50 g de bayas machacadas; se filtra y se da a beber al enfermo una taza entre las comidas.

La tisana compuesta es una receta de extrema eficacia y muy fácil de preparar, si se encuentran las hierbas necesarias (no puede faltar ninguna): herviremos en 1 litro de agua, durante 5 minutos, una mezcla compuesta por 15 g de corteza de encina, 15 g de raíz de valeriana, 15 g de raíz de centaura, 10 g de hojas de romero y 10 g de flores de manzanilla. Dejar en infusión 5 minutos, y luego filtrar. Esta tisana se le puede dar a beber a discreción al enfermo durante los accesos de fiebre, sea cual sea su origen.

Por último, un vino medicinal: el de cardo santo. Se dejan macerar durante 48 horas, en 1 litro de moscatel, 50 g de cardo santo desmenuzado y machacado. Una vez transcurrido este tiempo, filtrar y beber el vino (que puede conservarse durante mucho tiempo en botellas bien cerradas) a razón de tres tazas al día. La fiebre desaparecerá al cabo de poco tiempo.

Para concluir, nuestras abuelas recomendaban también comer muchos limones. En concreto, aconsejaban exprimir 3 limones, añadir al zumo 1 litro de agua y 1 cucharada colmada de miel, y beber a discreción.

En la farmacopea de la abuela se llama la atención sobre las propiedades febrífugas de la centaura menor, cuyas decocciones se revelan eficaces incluso para la fitoterapia moderna.

Gastralgia

Con este término se hace referencia a cualquier dolor de estómago, prescindiendo de si su origen es orgánico, funcional o psíquico.

Los calambres, la pesadez y los retortijones, unidos a náuseas, somnolencia y malestar difuso, eran muy conocidos por nuestras abuelas. Con el paso del tiempo, los afectados por esta dolencia, en lugar de disminuir, han aumentado debido en gran medida a la vida que llevamos (comida adulterada, estrés laboral...). Sea por lo que sea, el dolor de estómago es uno de esos síntomas que resulta complicado eliminar con píldoras. Resulta mucho más aconsejable recurrir al recetario de la abuela, y a los buenos consejos que ella nos ha dejado, tratando, al mismo tiempo, de devolver a nuestras jornadas un ritmo menos frenético y, en consecuencia, más saludable.

A continuación, damos tres recetas de extrema eficacia para combatir los dolores de estómago, que suelen hacerse más frecuentes durante la primavera.

La primera confía en las virtudes de la vellorita, y se prepara poniendo en infusión durante un cuarto de hora, en 1 litro de agua hirviendo, 30 g de flores frescas de esta planta.

Transcurrido este tiempo, se cuela y se beben dos o tres tazas al día. La segunda receta es la tisana de ortiga: hervir en 1 litro de agua 80 g de hojas frescas de ortiga blanca durante 5 minutos; dejar unos minutos en infusión, filtrar y tomar dos o tres tazas al día.

Otra receta es la infusión de manzanilla: dejar en infusión durante 5 minutos, en 100 g de agua, 10 g de flores de manzanilla. Pasar por el colador y beber la infusión, tibia, antes de las comidas principales.

Con el perfumado dragoncillo (o estragón), que en la cocina tradicional se empleaba habitualmente mientras que hoy en día se ha vuelto una exquisitez reservada a unos cuantos, se prepara una infusión que combate los dolores de estómago en general y las náuseas en particular: tomar 30 g de planta desmenuzada y ponerla en infusión durante 10 minutos en 1 litro de agua caliente; filtrar y beber a lo largo del día.

Infusión de salvia: en 1 litro de agua caliente, poner en infusión durante 10 minutos 30 g de hojas frescas o 15 g de hojas secas de salvia. Filtrar y tomar a lo largo del día, a razón de una taza por la mañana en ayunas y un vaso después de las principales comidas.

El remedio que resulta más sencillo y a la vez más eficaz, no sólo contra los trastornos de estómago, sino también contra los del hígado, era y es la clásica limonada preparada con la pulpa y la piel del limón.

Además, contamos con la ratafía (o rosoli de cerezas). Se trata de un licor que se obtiene a partir de cerezas silvestres frescas y que resulta muy aromático aunque, en el recetario de la abuela, se preparaba con diversos zumos de frutas y estaba destinado a curar ciertos trastornos y satisfacer agradablemente el paladar.

Dado que por aquel entonces estaba vigente la sana costumbre de preparar en casa licores de cualquier tipo, conservas de frutas y verduras, mermeladas y gelatinas, nuestras queridas abuelas nos han transmitido la receta para preparar una ratafía especial y muy recomendable, ya que resulta adecuada para todos los dolores de estómago.

Se ponen a macerar durante 10 días, en 1 litro de aguardiente de buena calidad, 300 g de pétalos frescos de clavel de cualquier color (aunque a ser posible, mejor que sean de un color intenso). Transcurrido este tiempo, se filtra a través de una tela fina, tratando de apurar todo el zumo de los pétalos. Luego se endulza con azúcar a voluntad y se vierte la ratafía en un recipiente bien cerrado.

Consumiéndolo diariamente, nuestras abuelas afirmaban que la curación estaba asegurada.

Hemorragia

Se produce cuando la sangre sale de su cauce natural (arterias, venas, capilares...). Esta circunstancia puede estar originada por diversas causas. Las hemorragias se dividen en dos grandes categorías:

— *Externas*, cuando la sangre sale al exterior, como consecuencia de heridas o a través de cualquiera de los orificios naturales del cuerpo: nariz (epistaxis), vías respiratorias (hemoptisis), vómito (hematemesis), heces (melena), orina (hematuria), genitales femeninos (metrorragia).
— *Internas*, cuando la sangre se acumula en las cavidades internas del organismo, como el hemotórax (sangre acumulada en la cavidad pléurica), etc.

Dado que las hemorragias internas son extremadamente peligrosas y sólo el médico está capacitado para intervenir, la farmacopea doméstica se ocupa únicamente de las externas. Y, para afrontar estos contratiempos repentinos, el recetario de la abuela posee abundantes consejos y recetas «portentosas».

Particularmente numerosos y eficaces son los remedios contra la epistaxis, o pérdida de sangre por la nariz:

— *Decocción de bistorta:* poner 50 g de raíces troceadas de bistorta en 1 litro de agua fría, llevar luego lentamente a

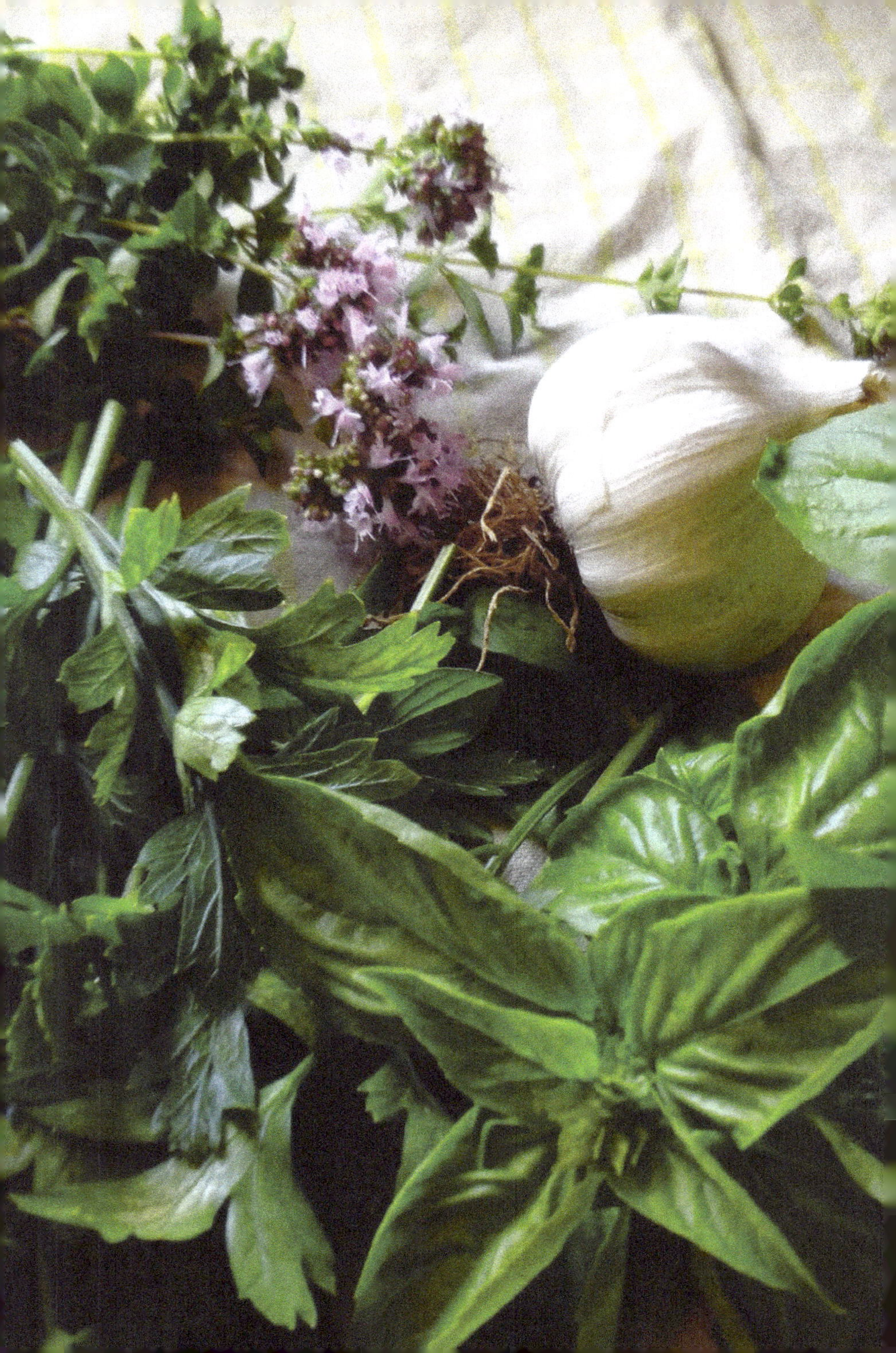

ebullición e inmediatamente después retirar el recipiente del fuego y dejar en infusión durante otros 10 minutos. Filtrar con el colador y beber cinco tazas al día.

— *Tisana de salicaria:* hervir en 1 litro de agua 30 g de sumidades floridas de salicaria seca durante 2 minutos. Dejar en infusión durante un cuarto de hora y pasar por el colador. Beber una taza durante cada comida.
— *Infusión de muérdago:* hervir en 1 litro de agua, durante un cuarto de hora, 25 g de hojas de muérdago troceadas muy pequeñas. Tras hervir, dejar el vegetal en infusión, filtrar y beber una taza entre las dos comidas principales.
— *Decocción de bolsa de pastor:* es la más efectiva de todas. Hervir 75 g de planta fresca desmenuzada en 1 litro de agua, hasta reducir a un tercio; filtrar y beber una taza cada dos horas.

Junto a estos remedios «internos», se aconseja, en el momento de la crisis, introducir en los orificios nasales tampones de algodón empapados en zumo de limón, o bien hojas de hierba luisa frescas, machacadas y desmenuzadas.

La fresa, a la que se le achacan con frecuencia contratiempos de tipo alérgico, se muestra no sólo como un óptimo alimento, sino también como un remedio excelente contra las hemorragias de las vías respiratorias. Se hierven las raíces de la planta (30 g) durante unos 15 minutos en 1 litro de agua, se filtra y se bebe la decocción a voluntad.

Por otra parte, 100 g de zumo de ortiga, obtenido al exprimir la planta fresca, detiene las hemorragias que acompañan al vómito. La dosis se divide en varias tomas a lo largo del día.

Para las metrorragias y las hemorragias en general, se aconseja la decocción de aquilea milenrama: 50 g de planta en 1 litro de agua fría, se llevará lentamente a ebullición y se deja reposar durante 10 minutos. Filtrar y beber tres tazas al día. Esta planta posee, en general, propiedades antihemorrágicas: de hecho, para detener la sangre que mana de una herida bastará con aplicarle encima sus hojas frescas que, entre otras cosas, tienen virtudes cicatrizantes.

El enebro es la planta más recomendada contra la metrorragia. Se puede preparar como vino medicinal (60 g de bayas machacadas en 1 litro de vino blanco de buena calidad; se deja macerar durante 15 días, agitando el envase de vez en cuando, y luego se filtra y se le añade miel; tomar un vaso por la mañana en ayunas, y otros dos o tres a lo largo del día), o como tisana (35 g de bayas desecadas dejadas 10 minutos en infusión en 1 litro de agua hirviendo; beber tres tazas al día).

Por último, para cortar la salida de sangre de una herida no muy grande, bastará con aplicar sobre ella unas hojas de col frescas, a las que habremos retirado previamente las nervaduras más grandes. Se cambia la compresa cada 2 horas, más o menos.

Para hemorragias más copiosas, es preferible utilizar hojas de olivo, poniendo en infusión 100 g en 1 litro de agua hirviendo durante 24 horas. Aplicar compresas de esta infusión sobre la herida y cambiarlas con frecuencia, hasta que cese la pérdida de sangre. Como es obvio, la infusión debe estar preparada con antelación, para poder disponer de ella en el momento necesario.

Una anotación de la farmacopea de la abuela alaba ampliamente el uso, contra las abrasiones sanguinolentas y pequeñas heridas en general, de polvo de agallas de encina, flores majadas de androsemo (llamadas, precisamente, *restañasangre* por la medicina popular), harina de corteza de castaño, etc.

Hemorroides

Se trata de dilataciones varicosas de la mucosa del ano y del intestino grueso (recto). Pueden formarse en el interior o en el exterior del ano, y se derivan de una acumulación considerable de sangre en las venas. Las razones de esta acumulación son muy numerosas, y van desde afecciones en el hígado hasta quistes ováricos, pasando por el estreñimiento o el embarazo. Así pues, es un trastorno muy extendido, que suele menospreciarse hasta que se convierte en un problema grave y doloroso.

En otra época, quizá más que ahora, raramente se acudía a la medicina para combatir las hemorroides, y sólo se acertaba a superar el problema confiando en la experiencia de las mujeres de la casa. Los remedios eran muy numerosos, sencillos y eficaces. Ante todo, se prescribía justamente una dieta ligera, sin grasas, especias, embutidos, salazones, y se prohibían el tabaco y las bebidas alcohólicas. Se aconsejaba practicar ejercicio regularmente y llevar una vida activa sin llegar al agotamiento, sanos principios estos que deberíamos tener en cuenta para dejar un poco de lado tantas pomadas, píldoras y ampollas que suelen recetar normalmente los médicos al no disponer de otro remedio más eficaz.

Junto a los consejos, las recetas. En ocasiones, sobre todo en las zonas rurales menos desarrolladas, se trataba más bien de pequeños trucos que curaban «como por arte de magia» las hemorroides: tal era la creencia, por ejemplo, de que bastaba con llevar una castaña de Indias en el bolsillo, sin tocarla ni cambiarla hasta que se hubiese secado del todo para ver esfumarse las hemorroides. Sin embargo, para escarnio de nuestro escepticismo, resulta que la castaña de Indias, usada en baños de asiento, se revela hoy en día como un extraordinario descongestionante antihemorroidal: hervir en 1 litro de agua, durante 10 minutos, 50 g de cáscara de castaña, dejar enfriar y pasar por el colador. Con este preparado se harán baños de asiento fríos al menos un par de veces al día.

Sin abandonar la castaña de Indias, se prepara un vino medicinal poniendo a macerar durante 8 días 100 g de cáscaras de este fruto, troceadas, en 1 litro de vino moscatel. Como cura antihemorroidal, se beben dos vasos al día antes de las comidas; dividiendo la dosis por dos; es un óptimo remedio para la circulación de la sangre, cuyas disfunciones son la primera causa de la aparición de hemorroides.

Otro remedio que con frecuencia se ha revelado efectivo es aplicar sobre la parte en cuestión una rodaja de berenjena cruda.

También son muy eficaces los baños de asiento fríos simplemente con agua, o bien añadiendo a esta zumo de ortiga. Este mismo zumo, recién exprimido y mezclado con zumo de arlo y con el de raíces de perejil majadas, todo a partes iguales, se aconseja como tratamiento interno en la dosis de tres o cuatro cucharadas al día.

También como tratamiento interno se recomienda la decocción de frutos de ciprés, que se obtiene hirviendo durante 5 minutos en 1 litro de agua 30 g de gálbulas de ciprés majadas muy finas. Se deja en infusión durante 10 minutos más, y luego se filtra. Tomar dos tazas justo antes de las comidas principales.

En cuanto a las tisanas, se aconsejan dos:

— *Tisana de bolsa de pastor:* se ponen 70 g de raíces y hojas de bolsa de pastor en 1 litro de agua, y se hierven durante 10 minutos.

Dejar en infusión otros 10 minutos, pasar por el colador y beber un vaso antes de cada comida.

— *Tisana de bistorta:* echar 70 g de raíces de bistorta cortada en trocitos en 1 litro de agua. Poner al fuego, hervir y mantener a fuego bajo durante un cuarto de hora. Pasar enseguida por el colador y dejar enfriar. La dosis es de un vaso antes de las comidas.

Estas dos tisanas representan —en general— una ayuda eficaz para la circulación sanguínea. Por lo tanto, sería una buena costumbre repetir cada año, en primavera, este tratamiento, para evitar no sólo la aparición de hemorroides, sino cualquier trastorno relacionado con la circulación.

Como remedio específico externo, esto es lo que aconsejaban nuestras abuelas: unas hojas de dulcamara, hervidas durante unos minutos en vino, dejadas enfriar y aplicadas frías en la parte afectada, para calmar inmediatamente el dolor y reducir el volumen de las hemorroides. Aun así, hay que asegurarse de que no se trata de hemorroides sanguinolentas porque, en tal caso, la dulcamara está desaconsejada. En su lugar, se prepara una cataplasma específica de corcho, quemando unos tapones nuevos de este material y machacándolos después hasta obtener un polvillo, al que añadiremos clara de huevo montada a punto de nieve. Se agregan unas gotas de aceite de almendras dulces y se mezcla todo bien. Se aplica el resultado como cataplasma sobre las hemorroides.

Por último, la pomada de higos: se secan en el horno unos higos maduros; luego se reducen a polvo y se mezclan bien con miel, hasta obtener una pasta lo bastante fluida. Aplicada directamente sobre las hemorroides, calma inmediatamente el dolor.

Hígado (enfermedades del)

Son muchas las enfermedades que afectan al hígado, de las cuales algunas son de estricta competencia del médico, pero los trastornos más leves pueden resolverse perfectamente con la farmacopea casera. Para poner remedio a estos trastornos, ante todo hay que seguir una dieta sin grasas, especias, alcohol ni tabaco. Por lo demás, es preferible prevenir los contratiempos con una alimentación racional y una vida activa e higiénica, evitando el tabaco, la ingestión excesiva de alcohol y las pocas horas de sueño. Ante los primeros síntomas, recurriremos a las sencillas recetas a base de hierbas, que, sin perjudicar a los demás órganos del cuerpo, devuelven al hígado todas sus capacidades fisiológicas y funcionales.

Para mejorar su funcionamiento, la naturaleza nos propone una planta, la brionia, que ya los antiguos egipcios empleaban en decocción. Es una planta de excelentes propiedades medicinales que, aun así, debe utilizarse con prudencia y en dosis mínimas. Se prepara la decocción llevando a ebullición 10 g de raíces desecadas en 1 litro de agua, se deja en infusión durante 10 minutos y se filtra. La dosis recomendada es de medio vaso, dos o tres veces al día.

La infusión de agrimonia, adecuada para combatir la insuficiencia hepática, está compuesta por 50 g de flores y hojas frescas, dejadas en infusión durante 5 minutos en 1 litro de agua. Filtrar y beber una taza después de cada comida.

La centaura, una planta corriente que se encuentra con gran facilidad en nuestros campos, en los márgenes de los senderos o en los prados soleados, es otro remedio excepcional para estimular el buen funcionamiento del hígado.

La infusión se prepara con 30 g de sumidades floridas (que se recolectan de julio a septiembre) y 1 litro de agua. Tiempo de infusión: 10 minutos. Posología: dos vasos al día, antes de las comidas.

La infusión de perifollo se prepara con 30 g de hojas y sumidades floridas en 1 litro de agua caliente, dejadas en infusión durante 10 minutos. Luego se pasa por el colador. Posología: dos tazas al día, antes de las comidas.

Una decocción sencilla y eficaz es la de lechuga. En 1 litro de agua se hierven dos cogollos de lechuga fresca, cortadas en trozos, durante 10 minutos a fuego lento. Se bebe el agua sin retirar las hojas, fría o caliente, a razón de dos vasos a lo largo del día.

La celidonia es conocida desde siempre como remedio específico contra los distintos trastornos del hígado. Incluso la medicina oficial contemporánea admite su uso y alaba sus propiedades. Pero hay que usarla en dosis mínimas y con extrema cautela: 25 g de planta en 1 litro de agua hirviendo. Transcurridos 10 minutos de infusión, se pasa por el colador. La dosis máxima es de un vaso al día en varias tomas y lejos de las comidas.

También la ortiga blanca es un eficaz estimulador hepático. Se prepara una decocción ligera: 25 g de sumidades floridas en 1 litro de agua. Se pone al fuego y se lleva a ebullición, manteniéndola durante un par de minutos, no más. Se deja en infusión durante otros 2-3 minutos, se filtra y se bebe una taza antes de cada comida. Los resultados son excelentes si el tratamiento se prolonga de forma tenaz, al menos, durante tres semanas.

Tal vez no sean muchos quienes sepan que la zanahoria —cruda, cocida, en zumo o en puré— es una de las tradicionales panaceas del hígado. Las abuelas aconsejaban a todo el mundo, incluso a quienes jamás han padecido trastornos hepáticos, un consumo abundante y continuado de zanahorias. Para obtener su zumo, se pasan 4 o 5 zanahorias por la batidora y se bebe sobre todo por la mañana, a ser posible en ayunas, si bien se recomienda añadir a este tratamiento «intensivo» cada día un plato de zanahorias

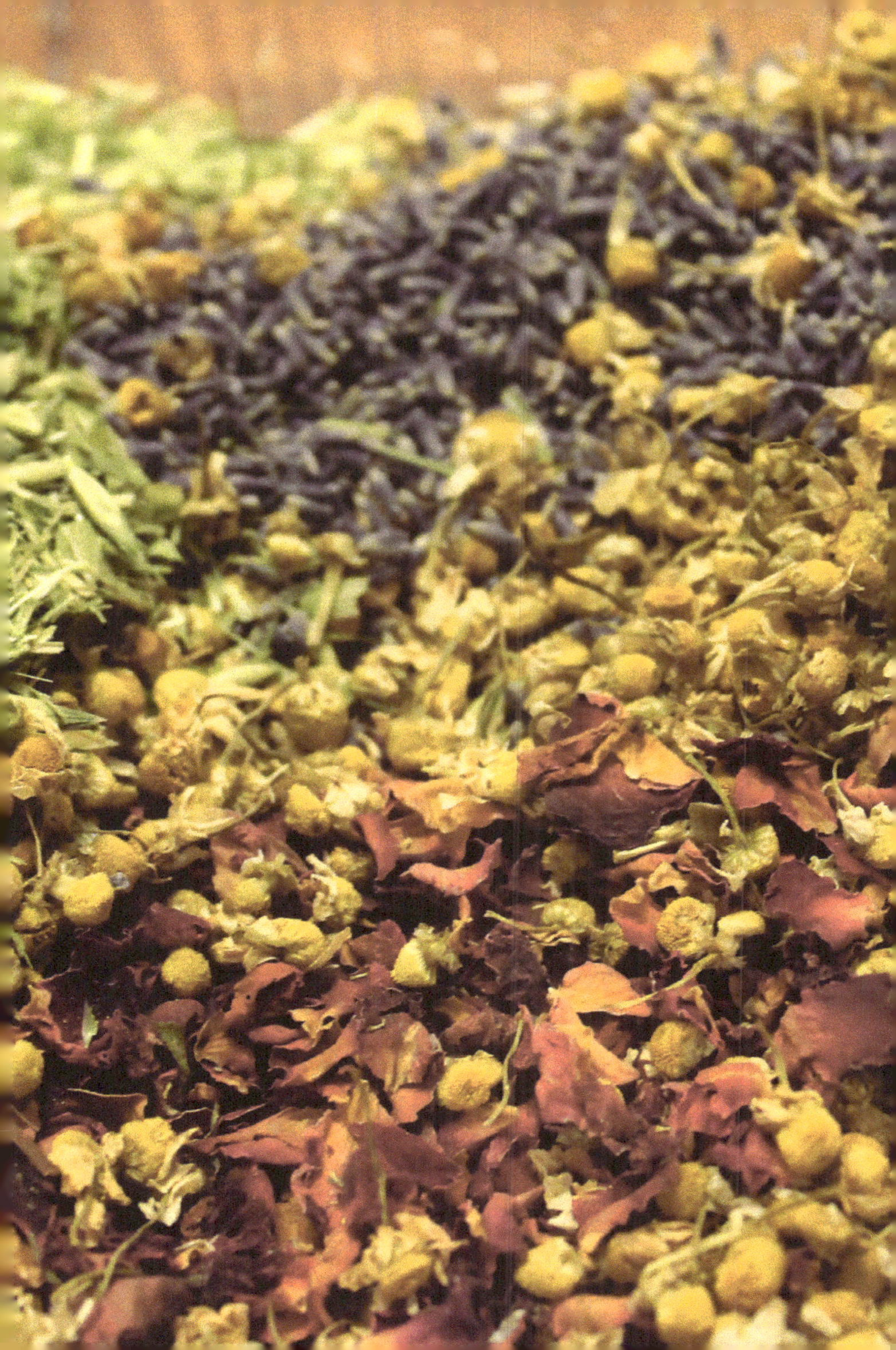

cocinadas a nuestro gusto. Las zanahorias constituyen también un remedio preventivo contra la fatiga hepática, además de poseer otras muchas virtudes medicinales.

La farmacopea de la abuela no se olvida tampoco de las hojas de alcachofa, la cúrcuma o de las hojas de boldo como óptimos remedios contra la insuficiencia hepática y los trastornos del hígado.

Incontinencia urinaria (en los niños)

Es la incapacidad de contener la orina a causa de un defecto funcional de los músculos de la vejiga. En los adultos, la incontinencia urinaria tiene otras causas (lesiones o contusiones de la vejiga, cistitis, tumores, malformaciones, lesiones de la próstata o de la uretra, etc.), las cuales pueden requerir incluso intervenciones quirúrgicas. Sin embargo, la incontinencia urinaria en los niños no es imputable a ninguna causa conocida.

La enuresis nocturna (llamada así porque se produce casi exclusivamente por la noche) puede derivarse de una atonía del esfínter, aunque con más frecuencia debe atribuirse a causas neuropsíquicas. En la farmacopea casera se trataba de prevenir y resolver este problema de una manera natural, sin provocar grandes traumas en la persona que la padecía.

Naturalmente, ante todo hay que vigilar la dieta, que deberá ser lo menos líquida posible, sobre todo a la hora de la cena; además, el niño tendrá que acostumbrarse a orinar justo antes de irse a la cama.

Si la madurez y el físico del niño lo permiten, un baño frío (no helado) antes de acostarse le tonificará los músculos (también los de la vejiga), otorgándoles la elasticidad necesaria. Es preferible una cama dura, donde el sueño resulta menos pesado, y hay que evitar edredones y almohadas, porque el calor, unido al sueño, favorece la relajación muscular. Sobre todo, nuestras abuelas aconsejaban una vida sana, al aire libre, donde el niño encuentre un modo de descargarse y liberarse en el juego, en las competiciones con los compañeros, y donde el movimiento y la fatiga física que se derivan de todo ello le generen un estado de serenidad y de quietud.

Un niño que pasa mucho tiempo al aire libre entre gente de su edad, sin restricciones de espacio, es un niño sereno. Raramente es víctima de alteraciones nerviosas. Si, excepcionalmente, se manifiesta una forma de enuresis, resulta en todo caso esporádica y del todo casual.

En cualquier caso, junto a los consejos, estas son las recetas para combatir el trastorno.

— *Decocción de llantén:* con las hojas de llantén frescas (50 g) y el agua suficiente para cubrirlas, se prepara una decocción llevando lentamente el líquido a ebullición. Transcurridos 3 o 4 minutos de cocción (siempre a fuego lento), se retira del fuego y se deja enfriar durante 4-5 minutos. Luego se filtra. En cuanto se entibie la decocción, la endulzaremos con miel y se la daremos a beber al niño a razón de una taza, si aún es muy pequeño, o dos, si está más crecidito, antes de cada comida principal.

— *Tisana de androsemo:* 50 g de flores o sumidades floridas desecadas previamente, 1 litro de agua. Llevar a ebullición a fuego lento, retirar del fuego y dejar en infusión durante 10 minutos. Pasar por el colador. Dosis: tres tazas al día antes o durante las comidas.

— *Tisana de cola de caballo:* dejar macerar durante 3 horas, en 1 litro de agua fría, 50 g de planta recolectada en pleno verano, desmenuzada y puesta a secar al sol de agosto. Una vez transcurrido este tiempo, se pone al fuego y se hace hervir a fuego lento durante 25 minutos; se deja en infusión durante otros 10 minutos y se filtra. La dosis es de 3-4 tazas al día.

— *Tisana compuesta:* se hierve en 1 litro de agua, durante 10 minutos, la mezcla de hierbas desmenuzadas compuesta por 25 g de androsemo, 25 g de milenrama, 25 de cola de caballo, 15 g de raíces de potentila y 15 g de asperilla. Dejar en infusión durante 10 minutos más, filtrar y endulzar con azúcar. Media taza o una taza entera, según la edad del niño, por la mañana en ayunas.

Se reserva únicamente a los adultos que padezcan incontinencia de la orina debida a causas de distinta índole, la decocción de tuya. Hervir, en 1 litro de agua, 60 g de hojas de tuya durante unos minutos. Retirar del fuego, a continuación dejar reposar 10 minutos y finalmente pasar por el colador. Se puede beber a voluntad durante la jornada.

Por último, del recetario de la abuela, aunque también de la práctica cotidiana aún vigente en algunas regiones y en el campo, el consejo de hacer dormir al niño afectado de enuresis sobre un colchón relleno de hojas de helecho masculino, puestas a secar al sol.

Por misteriosas emanaciones terapéuticas, que escapan a nuestro conocimiento, esta hierba sobre la que reposa el niño atesora la propiedad de curarlo del trastorno de orinarse en la cama.

Indigestión

«Tienes una indigestión», «¡No comas tanto, o te dará una indigestión!»... ¿cuántas veces, sobre todo en nuestra infancia, habremos oído esto, quizá porque —según los adultos— los niños parecen tener una predisposición innata a sufrir una indigestión?

Comer hasta hartarse, con gula incluso, todo lo que nos gusta, es uno de los mayores placeres que podemos sentir, aunque no está claro por qué a ojos de los mayores la sombra de la indigestión hace acto de presencia únicamente ante platos apetecibles, y menos aún por qué se trata de una manifestación casi exclusiva de la infancia. Y es que los mayores, cuando comen demasiado, sufren trastornos más complicados y menos banales: pesadez de estómago, escasez de jugos gástricos, calambres (de origen nervioso, por supuesto), etc.

Ni siquiera nuestras abuelas podían sustraerse al hábito de considerar inevitable una indigestión si sus nietos se mostraban propensos a los hojaldres de crema o a los pastelillos de nata; así, los vigilaban constantemente y tenían siempre a mano una larga lista de recetas infalibles —excepto si el dulce en cuestión lo habían preparado ellas mismas— con las que cuidar a sus nietos.

Los manuales médicos dicen que la indigestión es un accidente gástrico de lo más banal, provocado por una excesiva cantidad de comida o bebida, así como por la ingestión de alimentos en mal estado.

Para la indigestión por exceso de comidas, nuestras abuelas (y aquí vamos a seguir la misma terapia) aconsejaban provocar el vómito, si es que este no se había producido ya de manera espontánea, y poner una bolsa de agua caliente o una almohadilla eléctrica sobre el estómago. Además, prescribían un severo ayuno durante 24 horas, por lo menos.

Contra el segundo tipo de indigestión, sepamos qué nos proponían:

— *Decocción de manzanilla:* hervir en 1 litro de agua, durante un cuarto de hora una mezcla formada por 25 g de flores de manzanilla desecadas y desmenuzadas. Filtrar a través de una tela fina y beber dos o tres tazas al día, a la hora de las comidas.
— *Tisana de androsemo:* en 1 litro de agua, verter 75 g de flores de androsemo y llevar lentamente a ebullición. Dejar en infusión hasta su utilización y, cuando se manifiesten náuseas y vómitos, dar de beber tres tazas al paciente, tratando de filtrar la bebida sólo en el último momento.
— *Decocción de regaliz:* poner a hervir, en 1 litro de agua, 20 g de raíces de regaliz desmenuzadas y desecadas. Tras un cuarto de hora, más o menos, de cocción lenta, retiraremos el recipiente del fuego y lo dejaremos reposar al menos 5 minutos. Filtrar la bebida con un pañuelo de tela y beber la decocción cuando se manifieste la indigestión, a razón de dos o tres tazas. El regaliz, en general, siempre y cuando sea puro y se compre en la farmacia, ayuda a llevar a cabo el proceso digestivo con normalidad.

Para los adultos, en concreto, la receta que recomendaba la abuela tras una indigestión era una tisana de varias plantas, que se preparaba del siguiente modo: 25 g de semillas de anís verde, 25 g de hojas frescas de menta y 25 g de flores de malva.

Estas plantas, reducidas a trocitos y mezcladas, se hervían en un litro y medio de agua hasta que el líquido se reducía a la mitad. Se filtraba con una tela fina y se dejaba enfriar. Esta tisana no sólo aporta equilibrio al proceso digestivo, sino que, si se toma de forma continuada como aperitivo (una tacita media hora antes de las comidas), evita el peligro de indigestiones y gastritis.

Por último, para las indigestiones, nuestras abuelas empleaban también las habituales cataplasmas de lino aplicadas sobre el estómago, las cuales son bastante más beneficiosas que las bolsas de agua caliente contra este tipo de trastorno y representan prácticamente el único remedio, dejando a un lado el ayuno, en caso de indigestión del lactante.

De una nota marginal de la farmacopea de la abuela se revela que las plantas de una acción digestiva más intensa son: el tomillo, la angélica, la alcaravea, el comino, la genciana, la menta y el hinojo, que se recomienda tomar en infusión.

Insomnio

Todo el mundo, en mayor o menor medida, ha sufrido en algún momento trastornos del sueño: falta de sueño (en este caso la solución es sencilla: hallar el modo de dormir más); sueños agitados e interrumpidos continuamente, y, por último, el insomnio propiamente dicho. El insomnio se manifiesta de formas diversas (dificultad para conciliar el sueño, despertar precoz sin posibilidades de recuperar el sueño, etc.). Todas estas manifestaciones nacen de un estado de hiperexcitabilidad nerviosa, derivada de enfermedades de tipo neurovegetativo, por el abuso de fármacos estimulantes o, al contrario, sedantes. Para evitar precisamente el hábito de tomar somníferos y narcóticos, con perjuicios incalculables para el organismo, es recomendable volver a la farmacopea casera tradicional. Los consejos que de aquí proceden son muy diversos, algunos tan conocidos y empíricos que casi no vale la pena mencionarlos. Contar ovejitas, esperando adormecerse por puro aburrimiento, no hace daño a nadie y es un modo de recordarnos que, cuando nos acostamos, habría que olvidar las ansiedades y las preocupaciones de la jornada.

En cualquier caso, hay algunas sugerencias muy válidas para conciliar el sueño: nada de comidas copiosas por la noche; nada de alcohol ni excitantes (café, etc.); acabar con las largas sesiones ante el televisor (claro está que no se conocía en tiempos de la abuela, pero aun así prescribían un paseo tranquilo tras la última comida vespertina); el dormitorio debe estar fresco, ventilado, en penumbra; la cama debe ser más bien dura, las mantas cálidas pero ligeras y, antes de irse a la cama, se recomienda un baño aromático, tibio, así como alguna que otra infusión o tisana calmante.

Hay una planta que destaca entre los remedios contra este mal: la asperilla, muy corriente en nuestro país, delicada y perfumada, resulta verdaderamente sorprendente por sus múltiples cualidades: antiespasmódicas, narcóticas, anestésicas, diuréticas, tónicas, digestivas y depurativas. Sus virtudes curativas son equiparables a las de los aclamados tranquilizantes, de los que hoy en día tanto se abusa, pero tiene la ventaja de que no provoca efectos secundarios y no es tóxica. Se prepara una infusión ligera con 5 g de vegetal, desecado, en 100 g de agua caliente. Repetir varias veces al día.

La albahaca es otra planta aromática que —además de los usos variados que se le da en la cocina— posee propiedades calmantes y antiespasmódicas. Procedente de la India, donde la religión brahmánica la tenía en muy alta consideración, y aconsejada por Plinio *el Viejo* como remedio contra la epilepsia, durante la Edad Media se empleaba en Europa para combatir ciertas afecciones nerviosas.

En el recetario hallamos la descripción de la infusión de albahaca, preparada con 5 g de hojas frescas y sumidades floridas en 100 g de agua. Se pasa por el colador como un té normal y se repite la dosis varias veces a lo largo del día, hasta media hora antes de acostarse.

Por otra parte, 100 g de hojas frescas puestas a macerar durante 3 días en 1 litro de vino tinto o blanco de calidad y filtrado con una tela, apurando todo el líquido del vegetal,

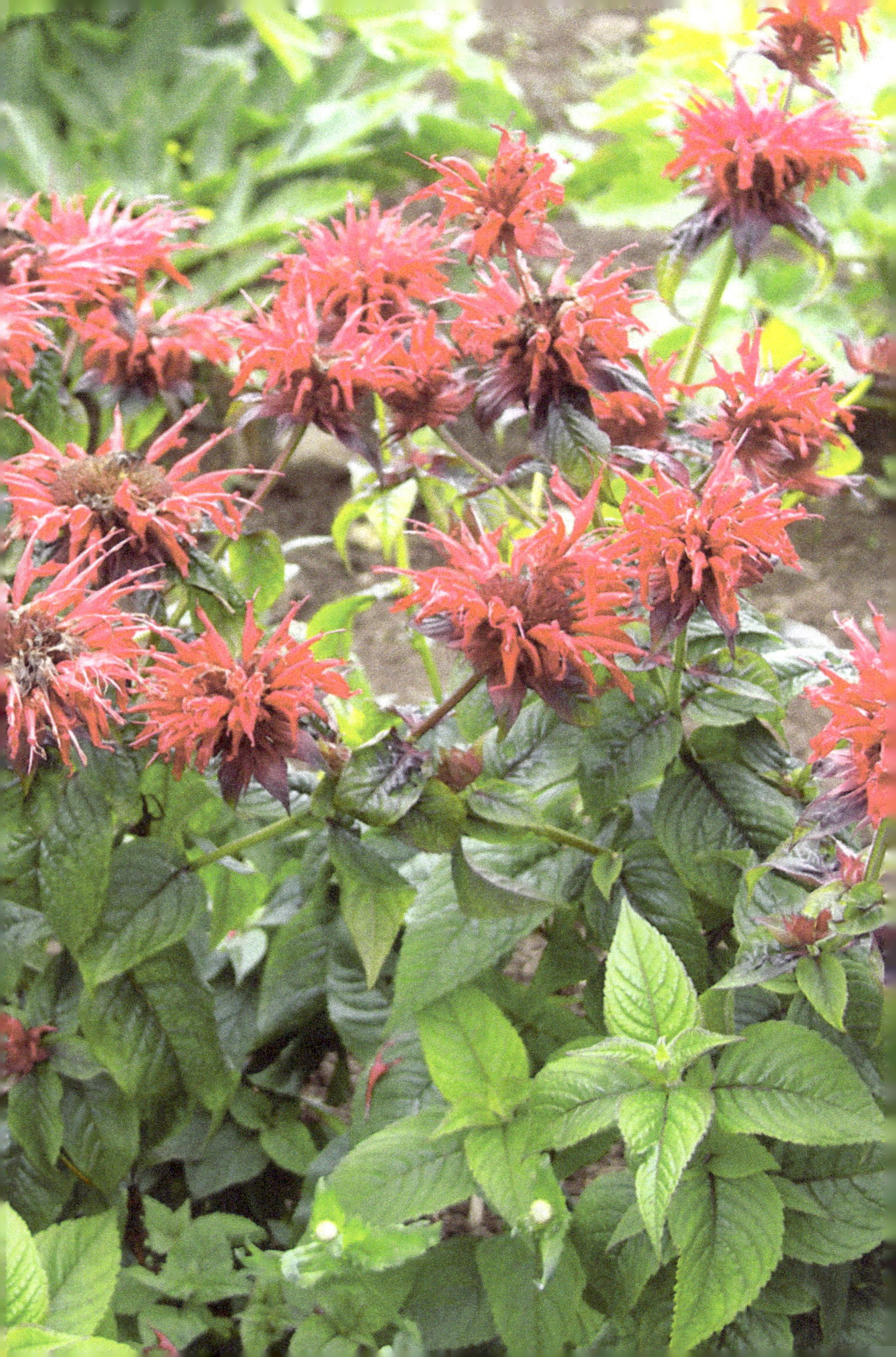

añadiendo o no azúcar —según el gusto de cada cual—, resulta un excelente tranquilizante. Un vaso de este licor antes de cada comida asegura un sueño tranquilo.

Decocción de lechuga contra el insomnio obstinado: poner a hervir durante 20 minutos, a fuego lento, un cogollo de lechuga en 1/2 litro de agua. Pasar por el colador y dejar enfriar. Tomar una taza por las noches, una media hora antes de acostarse.

Con la perfumada lavanda se confecciona un excelente somnífero (pero hay que tratar de no superar la dosis de 5 g de vegetal desecado en 1 litro de agua hirviendo): se deja en infusión durante 5 minutos, se filtra y se beben dos o tres tazas al día.

Otras infusiones contra el insomnio son las siguientes:

— *Infusión de mejorana:* 25 g de sumidades floridas en 1 litro de agua durante 15 minutos. Una taza después de cada comida.
— *Infusión de amapola:* 25 g de vegetal en 1 litro de agua hirviendo durante 10 minutos. Pasar por el colador y beber una taza durante las comidas y otra antes de acostarse.
— *Tisana compuesta:* 15 g de melisa, 15 g de flores de meliloto y 15 g de tomillo, en 1 litro de agua hirviendo durante unos 10 minutos. Filtrar. Dosis: una taza antes de irse a dormir.

Por último, una de las infusiones que aún hoy se emplea mucho era la de tila: 20 g de flores en 1 litro de agua; se filtra y se bebe una taza antes de irse a dormir.

Laringitis

Es la inflamación de la laringe, que puede estar causada por el frío, la humedad, el abuso de tabaco o alcohol, gases irritantes, etcétera. También puede derivarse de procesos inflamatorios como rinitis, faringitis, etc., o bien aparecer en el curso de enfermedades infecciosas como sarampión o gripe. La laringitis se puede presentar en forma aguda o crónica, y es una de las enfermedades más extendidas.

En la farmacopea de nuestras abuelas era un trastorno bien conocido, que se conocía sencillamente como dolor de garganta. Con la agrimonia, hierba conocida por los griegos y romanos por su acción astringente y su agradable perfume, se prepara una infusión refrescante para las formas leves de laringitis, sobre todo provocadas por el tabaco, inhalación de gas o enfriamiento: se ponen a secar 5 g de hojas y se dejan en infusión durante un par de minutos en 100 g de agua hirviendo; se pasa por el colador y se bebe a lo largo del día, repitiendo la infusión, a voluntad.

Otra hierba de montaña, la árnica, sirve en cambio como remedio de choque en casos de laringitis aguda. Se preparará en tintura, sin olvidar que, al tratarse de un remedio muy activo, no es preciso en ningún caso superar la dosis prescrita, dado que puede ser muy tóxica: poner a macerar 100 g de flores desecadas de árnica en 1/2 litro de alcohol de 60° durante 10 días, en un recipiente de cerámica o de vidrio bien cerrado, que habrá que agitar varias veces al día. Transcurrido este tiempo, se filtra el producto con una tela muy fina, exprimiendo bien el vegetal, y se conserva el líquido en botellitas de vidrio oscuro de cierre hermético. La tintura se utiliza para realizar enjuagues y gargarismos, diluyéndola según la dosis de 1 cucharón por cada 250 g de agua (y no menos, para no conseguir el efecto contrario, es decir, irritar la laringe y las zonas adyacentes).

Asimismo, el espino albar, tierno y perfumado, que florece en primavera, es muy eficaz contra cualquier tipo de laringitis. Símbolo de felicidad y fidelidad conyugal en el momento de la floración, al llegar el otoño sus pequeñas bayas rojas ofrecen a la medicina natural muchas virtudes. Contra el dolor de garganta en general, y las laringitis crónicas en particular, se prepara una infusión con 50 g de bayas bien machacadas en 1 litro de agua caliente. Al cabo de unos minutos, se filtra, se le añaden 15-20 g de miel, se mezcla bien y se deja enfriar. Esta infusión se utiliza para hacer enjuagues o gargarismos.

El remedio más utilizado de la farmacopea de la abuela es una decocción de menta mastranzo, también muy útil para hacer gargarismos. Se mezclan 20 g de hojas recién cogidas,

10 g de hojas de zarza frescas y 10 g de hojas de madreselva, también frescas. Se pone a hervir la mezcla en 1 litro de agua durante 5 minutos. Se retira del fuego, se le añaden 30 g de miel, se deja reposar durante unos minutos y se filtra. Hay que repetir los gargarismos varias veces al día, calentando en cada ocasión la cantidad necesaria.

Leucorrea

Se denomina así a la secreción blanquecina de los genitales externos femeninos, debida a una producción excesiva de líquido seroso por parte de las mucosas vaginal y uterina.

Estos son los remedios de probada eficacia que hallamos en el recetario, remedios completamente naturales que combaten el trastorno sin interferir lo más mínimo en el estado general:

— *Decocción de helenio:* hervir 30 g de raíces desmenuzadas en 1 litro de agua durante 10 minutos. Filtrar con una tela fina e iniciar la cura —de 30 días de duración— bebiendo cada mañana, al despertarse, una taza de esta decocción.
— *Decocción de llantén:* en 1 litro de agua, hervir 50 g de hojas desmenuzadas durante 1 minuto. Retirar del fuego y dejar en infusión durante toda una noche. Por la mañana, filtrar y beber cuatro o cinco tazas al día de esta decocción, sin calentarla, entre las dos comidas.
— *Infusión de marrubio:* dejar en infusión, en 1 litro de agua hirviendo, durante 15-20 minutos, 25 g de flores de marrubio. Pasar por el colador y beber cada mañana (en ayunas) y cada noche (antes de acostarse) una taza de esta decocción.
— *Decocción de hierba luisa:* dejar macerar en agua fría, durante 1 hora, 60 g de hojas, tallo y flores desmenuzadas (desecadas). Poner el recipiente en el fuego y llevar, lentamente, a ebullición. En cuanto rompa a hervir, apagar el fuego y dejar en infusión 15 minutos. La dosis para un tratamiento eficaz es de 3-4 vasos al día, entre comidas. Hay que tomarlo por lo menos durante un mes.

— *Decocción de nogal:* macerar, durante 2 horas, 25 g de hojas en 1 litro de agua, recolectadas en el mes de julio y puestas a secar a la sombra. Poner el recipiente a fuego lento y llevar a ebullición. Hervir durante 2 minutos, apagar el fuego y dejar durante un mínimo de 15 minutos. Filtrar y usar la decocción como bebida durante las comidas; consumir en el día.

Como coadyuvante del tratamiento interno, se recomiendan remedios externos: lavaduras y compresas. Aumentando la dosis anterior a 60 g, la decocción, una vez fría, se utiliza para realizar lavaduras externas antiinflamatorias y refrescantes.

Además del baño de hojas de nogal, hallamos las siguientes recetas, preparadas siempre con la única ayuda de productos naturales.

— *Baño de bistorta:* preparar una decocción con 70 g de raíces y 1 litro de agua. Hervir durante 20 minutos, dejar reposar con el fuego apagado durante un cuarto de hora y filtrar. Dividir el preparado en dos partes, cada una de las cuales debe diluirse en 2 litros de agua hervida y dejarse enfriar. Se usa para lavados prolongados.

— *Baño de fresa:* recolectar las raíces de la planta y poner a hervir 50 g en 1 litro de agua durante 10 minutos. Dejar reposar 5 minutos y pasar después por el colador. Diluir la decocción en 3 litros de agua hervida y usarlo para compresas y lavaduras.

Lombrices intestinales

Con bastante frecuencia, los niños, muy amigos de llevarse a la boca todo lo que encuentran y de no respetar las reglas de higiene fundamentales, son víctimas de parásitos intestinales. Se trata de un inconveniente nada grave en la mayoría de los casos, pero que debe curarse de inmediato para que no provoque anemia u otros peligros más serios. Las lombrices intestinales de los niños son los ascáridos, los oxiuros y la tenia o solitaria.

En los dos primeros casos, el tratamiento que hallamos en el recetario de la abuela es el mismo. Todos sabemos que el ajo es un poderoso vermífugo y, en una alimentación equilibrada, debería estar presente cada día, para que no se manifestaran estos casos. El remedio específico contra las lombrices intestinales, sobre todo en los niños, se obtiene preparando una decocción con 25 g de dientes de ajo machacados o triturados muy finos, hervidos en 20 g de leche a fuego lento durante 20 minutos.

Filtrar y beber en cuanto se entibie. Si se trata de oxiuros, la decocción deberá administrarse al menos durante tres días seguidos; al mismo tiempo, se friccionará el vientre con una mezcla de 3 dientes de ajo machacados y 3 cucharadas de aceite de oliva virgen. Con ajo y leche se prepara una bebida muy indicada para eliminar oxiuros y ascáridos del intestino: se ponen a macerar en 150 g de leche tibia 3 dientes de ajo rallado y sin piel durante 12 horas. Esta bebida se tomará por la mañana, en ayunas, durante 15 días seguidos, procurando no comer ni beber nada hasta una hora después de su ingestión.

Para quien no soporte el ajo, existe una infusión compuesta por 20 g de hojas de ajenjo, 20 g de raíces de artemisa y 20 g de flores de manzanilla. Desmenuzar y mezclar los ingredientes, y ponerlos luego en infusión en 1 litro de agua hirviendo durante 10 minutos. Filtrar y beber tres vasos al día de infusión, entre una comida y otra.

La infusión de tanaceto también se recomienda: en 1 litro de agua hirviendo dejar en infusión durante 5 minutos 35 g de hojas frescas de tanaceto. Filtrar y dejar enfriar. Beber un vaso abundante de infusión por la mañana en ayunas, y otro vaso normal antes de cada comida, durante 6 días consecutivos.

Tanto para los niños como para los adultos está indicado el vino de ajenjo: en 150 g de alcohol de 90° se pone a macerar 40 g de planta de ajenjo durante 2 días seguidos. Transcurrido este tiempo, verter todo en 1 litro de vino blanco seco de calidad y dejar macerar durante 15 días, en un recipiente cerrado, agitando al menos una vez con el fin de que se amalgamen bien sus ingredientes. Llegados a este punto, el vino ya está listo. Sin filtrarlo, se beberá un vasito pequeño cada mañana en ayunas, y no se comerá ni se beberá nada durante la siguiente hora.

La solitaria (tenia) es bastante más difícil de combatir, más molesta y peligrosa. Para eliminarla del todo hay que administrar un purgante salino al paciente.

El agavanzo, además de una bonita flor rosada, produce unas pequeñas bayas revestidas de una pelusilla plateada. Esta (2 g), mezclada con miel, es quizás el vermífugo más eficaz y ejerce una acción inmediata, especialmente sobre la tenia. Se administra en ayunas y no provoca irritaciones en la mucosa intestinal. Bastará con una única dosis para lograr nuestro propósito. Al día siguiente, en ayunas, se le dará a beber al paciente una tisana de corteza de bardana: 50 g de vegetal desmenuzado en 250 g de agua llevada a ebullición, retirada enseguida del fuego, filtrada y endulzada con miel.

Muy utilizado en la farmacopea casera, un remedio indicado a quienes padecen la solitaria en la edad adulta (no es aconsejable administrarlo a los niños menores de quince años) es una decocción preparada con 15 g de semillas de calabaza, 15 g de helecho macho, 15 g de corteza de raíces de granado y 10 g de valeriana. Reducirlo todo a trocitos, mezclar, añadirle 1 litro de agua y hervir a fuego lento durante 10 minutos. Filtrar con una tela fina y dejar entibiar.

Se debe usar con precaución. Se toma por la mañana en ayunas durante tres días consecutivos. Al cuarto día, también en ayunas, se bebe una tisana de bardana nada más levantarse, como sedante.

Mareos

Considerando las pocas ocasiones en las que nuestras abuelas podían viajar, no se explica la preocupación por este problema que resulta tan evidente en su recetario doméstico. Sin embargo, quizá precisamente a causa de su escasa costumbre, se manifestaba este inconveniente. Y no olvidemos que fue por esa época cuando aparecieron los primeros coches, y las *perturbadoras* velocidades del nuevo medio de transporte, el miedo, la novedad, podían provocar el *mal del coche* (versión terrestre del *mal marino*) incluso a las personas más equilibradas.

Estos trastornos se deben al balanceo, al bamboleo, al movimiento oscilante y, al parecer, existe en algunos individuos una decidida predisposición a sufrirlos, agravada por los estados de tensión, cansancio, ingestión de alcohol, etc. En cualquier caso, si el hábito de viajar atenúa en parte este fenómeno, nunca llega a curarse por completo en una persona predispuesta. Por tanto, no debe extrañarnos que entre las recetas de enfermedades y trastornos, encontremos en el recetario de la abuela numerosas anotaciones al respecto. Por lo demás, el hombre siempre se ha esforzado en prevenir este tipo de trastornos, y ya hace más de mil años los preceptos de la escuela salernitana recomendaban, como precaución, ingerir pequeñas dosis de una mezcla de agua salada y vino. Nuestras abuelas daban por buenos ciertos remedios tradicionales, como el de ceñir el vientre con un cinturón de lana elástico durante el viaje, pensando —no sin razón— que este contratiempo estaba provocado por una sensilidad anormal del plexo nervioso del estómago como reacción a las oscilaciones del cuerpo. Esta teoría y este remedio han sido aceptados en la actualidad, y se siguen aceptando ciertas sugerencias prácticas que nacieron del sentido común de las gentes de la costa, o de quienes solían viajar. Se trata de unas normas que hoy en día conservan todo su valor.

Antes de embarcarse o emprender un viaje, es preferible comer alimentos sólidos y ligeros. Tanto el ayuno como un peso excesivo en el estómago son nocivos. Durante el viaje, las comidas serán frecuentes pero ligeras (así es como las suelen organizar en los cruceros). Si el mar está agitado, trataremos de permanecer en el centro de la embarcación, a ser posible en posición horizontal, e intentar contener el vómito ingiriendo trocitos de hielo o una bebida fría, a sorbitos.

La bebida de menta es la más adecuada y, si es posible, la prepararemos con la planta fresca. Se mezclan 50 g de hojas de menta con una corteza de limón (sólo la parte amarilla) y 50 g de raíces de altea. Se pone todo en infusión en 1 litro de agua durante 10 minutos, se filtra, se deja enfriar y se bebe mientras dure el malestar. Si nos es posible, le añadiremos hielo triturado, elaborando una especie de granizado.

Una curiosidad que les llegó a nuestras abuelas recién traída del Nuevo Mundo: era la época del Lejano Oeste y de los largos viajes en diligencias a través de pistas infames en medio de praderas inmensas. El mareo debía de ser un trastorno frecuente, si a esto le añadimos el miedo a lo desconocido y la amenaza de perder la cabellera. Los viajeros de aquella época combatían el mareo poniendo a la altura del estómago, sujeta con un esparadrapo, una ramita de perejil. No hemos conocido a nadie que pudiera informarnos de si el remedio funcionaba, pero no hay duda de que se utilizaba, ya que la noticia de su existencia ha perdurado hasta nuestros días.

Muguete

El muguete es una enfermedad inflamatoria aguda de la boca, debida a un hongo microscópico; es típica y frecuente en el lactante y durante los primeros años de la infancia. En la mucosa de los labios aparecen unos característicos puntos blancos, rodeados por un halo rojizo. En los casos más graves, los puntos blancos confluyen entre sí recubriendo con un velo blancuzco toda la mucosa oral. Provoca dolores y quemazón, hasta el punto de que con frecuencia los bebés rechazan el pecho materno o el biberón, con el debilitamiento consiguiente del organismo.

Con menos frecuencia, el muguete puede manifestarse también en ancianos debilitados por una enfermedad crónica.

Desde siempre, el remedio más eficaz es realizar lavaduras frecuentes de la cavidad oral. Se utilizan varias soluciones. Veamos cuáles son las principales recetas de la farmacopea casera.

Nuestras abuelas usaban la misma decocción de agrimonia para combatir la laringitis, pero en dosis menores (3 g en 100 g de agua, siguiendo el mismo método de preparación), para limpiar toda la cavidad oral del bebé,

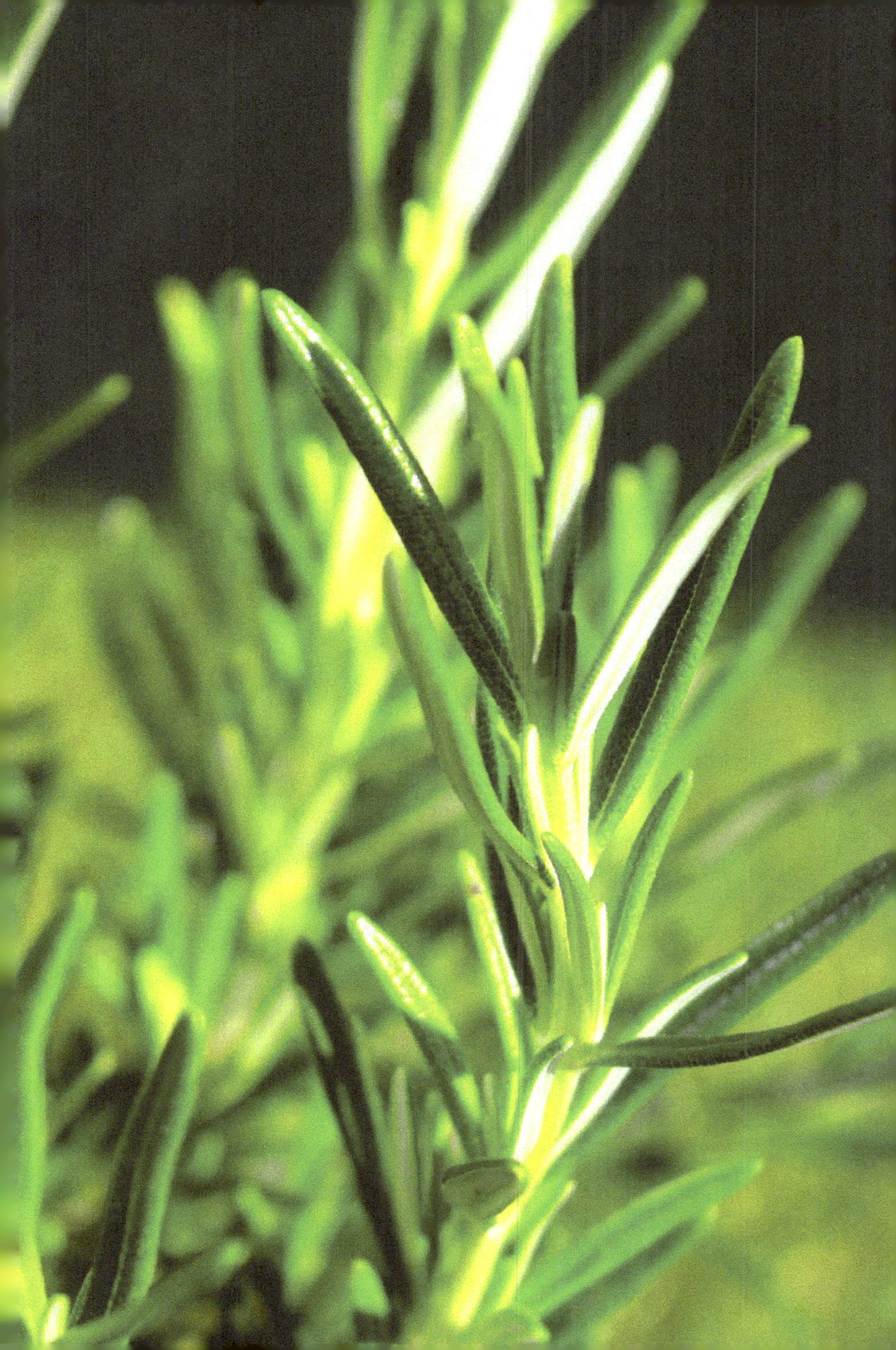

varias veces al día. Para ello se empleaban pañuelos livianos de lino, de un solo uso, evitando el algodón hidrófilo que molestaba o hacía vomitar al niño.

Si la estación o las circunstancias lo requerían, en lugar de agrimonia se utilizaba bistorta, que toma su curioso nombre de la raíz (única parte que se emplea de la planta), que tiene un aspecto enroscado y retorcido[1]. Se maceran en 1 litro de agua 60 g de raíces troceadas durante 10 horas. Se filtra y se usa el preparado para retirar las manchitas blancas de la boca del niño.

El berro, muy utilizado por nuestras abuelas para combatir las enfermedades y trastornos más variados, es un vegetal que crece espontáneamente durante muchos meses. Con 60 g de su zumo, mezclado con 30 g de miel de acacia, se obtiene un producto que se aplica en la cavidad oral inflamada por el muguete. La acción refrescante del vegetal mitiga la quemazón y la molestia, al mismo tiempo que la miel calma la irritación. Ningún potingue de los que hoy en día se fabrican obtiene un mismo resultado tan excelente.

El berro puede sustituirse por los higos. Se prepara una decocción hirviendo, en 1 litro de leche, 5 o 6 higos frescos y maduros, cortados a trozos. Tras 2 o 3 minutos de cocción, se retira del fuego y se deja enfriar por completo. Además de servir para las habituales lavaduras con las que eliminar el muguete, se puede hacer que el niño beba este preparado a sorbitos, filtrado y endulzado con miel, ya que constituye un alimento muy adecuado, refrescante y calmante. Entre las recetas de hierbas contra el muguete hallamos también la simple solución de borato de sodio al 3,5 %, con la que, en caso de emergencia, se lavaba la boca del pequeño; con un tampón empapado en el líquido, en solución más concentrada, se trataban las manchas, eliminando el mayor número posible, para así conseguir un alivio inmediato y que el niño pudiera succionar la leche sin dolor.

---

1. En italiano, *storta* significa retorcida, y de ahí proviene el nombre de la planta, bistorta *(N. del T.)*.

Neuralgia

La neuralgia en general es una manifiestación dolorosa aguda, debida a la irritación de un nervio sensitivo. Puede deberse a diversos factores (un golpe de frío, humedad, compresión, aplastamiento o estiramiento de un nervio, enfermedades infecciosas o febriles, intoxicaciones externas, etc.), o puede también no imputarse a causa conocida (en ese caso, recibe el nombre de *idiopática* o *primitiva*).

Lejos de perderse en interpretaciones peregrinas, nuestras abuelas consideraban que la neuralgia era un dolor localizado e insoportable al que había que poner remedio. Esto lo lograban, como siempre, confiando en la naturaleza y en sus múltiples propiedades curativas. Su remedio más sencillo se beneficia de la col. Basta con aplicar las hojas más tiernas y carnosas sobre la parte dolorida y dejarlas ahí, sujetas con un vendaje, mientras dure el dolor, cambiándolas dos veces al día, por la mañana y por la noche. No sólo se atenúa el dolor hasta hacerlo desaparecer, sino que las propiedades y los jugos del vegetal, penetrando a través de los poros de la dermis, logran curar el nervio afectado.

También las hojas de la asperilla, aplicadas frescas sobre la zona afectada, sobre todo en la cabeza y en la cara, poseen propiedades calmantes y sedantes.

De la asperilla y la col a la manzanilla, también muy común y de innumerables virtudes. Nuestras abuelas, para tratar la neuralgia, la preparaban en infusión concentrada (25 g de flores desecadas en 100 g de agua hirviendo, dejadas en infusión durante 1 hora; pasar luego por un tela, estrujando bien). Si así lo deseamos, podemos aromatizarla con un poco de zumo de limón; se bebe la infusión en una sola toma, repitiendo la dosis dos o más veces al día.

Otro remedio muy corriente era la tisana de anémona pulsatila. Se ponen en infusión 50 g de planta recién cogida y cortada en trocitos, en 1 litro de agua hirviendo, durante unos 10 minutos. Filtrar y beber una taza de infusión durante las comidas.

Un remedio excelente y de un sabor muy agradable, que vale la pena probar —ya que no sólo hace desaparecer las neuralgias faciales sino que las previene— es la tisana de meliloto: poner en infusión en 1 litro de agua hirviendo durante 15 minutos 50 g de sumidades floridas de meliloto desecada; pasar por el colador y beber cuatro tazas al día, durante las comidas, para realizar una cura completa. Como remedio preventivo, dos tazas al día, una por la mañana, al despertar, y otra al final de la tarde. Una receta especial contra las neuralgias debidas al estiramiento del nervio de una extremidad es la tisana compuesta: poner en infusión en 1 litro de agua hirviendo una mezcla formada por 45 g de sumidades floridas de cálamo aromático, 30 g de hojas de melisa, 30 g de flores de manzanilla y 30 g de hojas de tilo. Transcurridos 10 minutos, filtrar y beber cuatro tazas al día, durante las comidas.

Junto a estas pociones que se toman por vía interna, la farmacopea casera recomienda compresas y cataplasmas externas. Además de la col y la asperilla, se preparan compresas con semillas trituradas de tomillo, calentadas en el horno o en un recipiente cualquiera. Se mezclan con salvado caliente y se envuelven en una gasa bien prieta. Se aplica la compresa, caliente, sobre la zona dolorida.

A ser posible, nuestras abuelas recomendaban también aplicaciones de arcilla caliente: se disuelve la arcilla en agua caliente hasta obtener una pasta fluida que se extiende, sobre una amplia zona, por encima y alrededor del punto en cuestión, con un espesor de 1 cm, más o menos. Se deja la arcilla en contacto con la piel hasta que esté completamente seca, siempre que no provoque una sensación desagradable de frío. Se retira, a ser posible en seco, sin emplear agua ni ningún otro líquido. No lavar la parte tratada durante unas horas, como mínimo.

Por último, aún nos queda un remedio de uso externo contra esta dolencia, sacado de la farmacopea casera: las cataplasmas de raíces de valeriana, de flores de amapolas campestres y, por último, de flores de pasionaria.

Prurito

Trastorno de la sensibilidad superficial cutánea. Puede ser generalizado o localizado, continuo o intermitente. El prurito es síntoma de diversas reacciones locales (urticaria, etc.) o de desórdenes de carácter general (afecciones hepáticas, etc.). También puede deberse a excesos alimentarios, al abuso de drogas y de bebidas alcohólicas, a disfunciones nerviosas, inflamaciones genitales, etc.

Ni siquiera hoy la medicina es capaz de darnos el remedio definitivo que calme el tormento del prurito, a excepción de buscar —con frecuencia, a ciegas— la causa de su aparición. Por lo demás, se recurre todavía a medicamentos que tienden a mitigar el espasmo, en forma de pomadas y baños calmantes. Los ungüentos de nuestras abuelas no contenían ni antihistamínicos ni cortisonas, y aun así resultaban totalmente válidos y acaso más efectivos.

Así pues, indaguemos en sus antiguas recetas, empledas a lo largo de los siglos y que a menudo obtienen resultados milagrosos.

La asperilla, excelente para combatir los trastornos del hígado, es bastante eficaz contra el prurito, sobre todo si se debe a una disfunción de este órgano, a excesos alimentarios o a una mala alimentación.

Se beberá una infusión ligera (5 g de planta en 100 g de agua hirviendo durante 3 minutos) cada mañana en ayunas.

La decocción de bardana ya era conocida en la corte del Rey Sol y se había utilizado, a lo largo de los siglos, para combatir los pruritos más rebeldes. Se hierven 50 g de raíces y hojas, desmenuzadas, en 1 litro de agua, durante 5 minutos; se filtra enseguida, se deja enfriar y se beben cuatro vasos a lo largo del día. En una dosis más concentrada (75 g de hojas, hervidas durante 10 minutos en 1/2 litro de agua), se utiliza para lavaduras y compresas calmantes sobre la zona en la que se manifiesta el prurito.

Con la planta de carlina, altamente depurativa, se prepara otra decocción bastante eficaz para calmar y curar los pruritos de distinta índole: hervir a fuego lento, durante 10 minutos,

40 g de raíces desmenuzadas en 1 litro de agua. Dejar reposar durante 10 minutos, y filtrar. La cura debe prolongarse durante bastante tiempo, a razón de cuatro vasitos al día, distribuidos entre las comidas principales.

La achicoria silvestre también es conocida por sus propiedades depurativas de la sangre y del hígado. Además de recomendarse su ingestión en ensalada, servía también para preparar una bebida eficaz para combatir el prurito. Se efectúa una decocción, hirviendo 50 g de hojas y raíces en 1 litro de agua durante 5 minutos. Dejar durante otros 20 minutos en infusión y retirar el vegetal (que se puede comer frío, condimentado con aceite y limón). La dosis es de tres tazas al día, que se beberán antes de cada comida. Si la estación no permite obtener la planta fresca, puede prepararse una óptima bebida curativa con 15 g de hojas desecadas, hervidas en 1 litro de agua. En cuanto rompa a hervir, se apagará el fuego y se dejará en infusión durante 10 minutos, y luego filtraremos con una tela fina. Puede beberse a voluntad.

Nuestras abuelas, en primavera, preparaban un remedio que calmaba los pruritos más persistentes en poco tiempo, mezclando 20 g de violeta silvestre (toda la planta), 20 g de raíces de genciana, 10 g de raíces de valeriana y 10 g de hojas de ajenjo. Se pone todo, desmenuzado, a hervir en 1 litro y medio de agua, hasta que el líquido se reduzca a un tercio. Filtrar enseguida y beber una taza después de cada comida, hasta que el prurito haya desaparecido.

Junto a estos depurativos internos, la farmacopea contaba además con remedios externos que aliviaban bastante al paciente, uno de los cuales es la decocción de helenio, que se aplica en forma de compresas sobre la zona en la que se manifiesta el prurito: se dejan macerar 50 g de raíces cortadas en trocitos en 1/2 litro de agua durante una hora; luego se pone el preparado al fuego y se lleva a ebullición; al cabo de un minuto, aproximadamente, se retira del fuego, se deja reposar durante 10 minutos y se filtra. Las compresas deben aplicarse siempre calientes.

Bastante más sencillo resulta aplicar, allí donde el prurito sea más intenso, pulpa de zanahoria rallada: el alivio es inmediato. Con piñas, agujas y ramitas de pino se puede preparar un baño refrescante que mitiga las molestias y, a la larga, cura este mal. Hay que recolectar las piñas aún verdes, y las agujas y ramitas cuando son tiernas y jóvenes.

Una vez recolectado 1 kg de vegetal, lo pondremos a hervir en 10 litros de agua durante 1 hora y media. Se apaga el fuego y a continuación se filtra la decocción (aunque no es imprescindible) y se añade al agua del baño, que no deberá prolongarse más de 15 minutos.

Por último, hay en el recetario algunas preparaciones sedantes de notable eficacia: cataplasma a base de decocción de manzanilla (10 g en 100 g de agua), de pasionaria (flores) o de raíces de valeriana machacadas. Asimismo, resulta muy beneficiosa la decocción al 4 % de raíz de regaliz.

Quemaduras

Las quemaduras son uno de los múltiples percances de la vida doméstica. Se entiende que hablamos de las típicas quemaduras que pueden provocarnos a lo largo de la jornada mil objetos y fuentes de calor (el cazo ardiendo, las salpicaduras de aceite en la mano, una distracción con la plancha). A menudo, estas pequeñas llagas o ampollas abiertas se resisten con obstinación a curarse y son muy molestas.

La quemadura es el efecto producido por cualquier fuente de calor demasiado intensa o prolongada. En función de su gravedad, se clasifican en tres grados:

— *Primer grado:* quemaduras leves, que en ocasiones se limitan a enrojecer la parte en cuestión.
— *Segundo grado:* quemaduras más profundas; sobre la piel se forman llagas y ampollas llenas de un suero amarillento.
— *Tercer grado:* quemaduras graves, en profundidad, que destruyen la carne, llegando incluso a atacar a los huesos.

Dejando a un lado las quemaduras más graves (de tercer grado y, en ocasiones, también de segundo grado), que son competencia

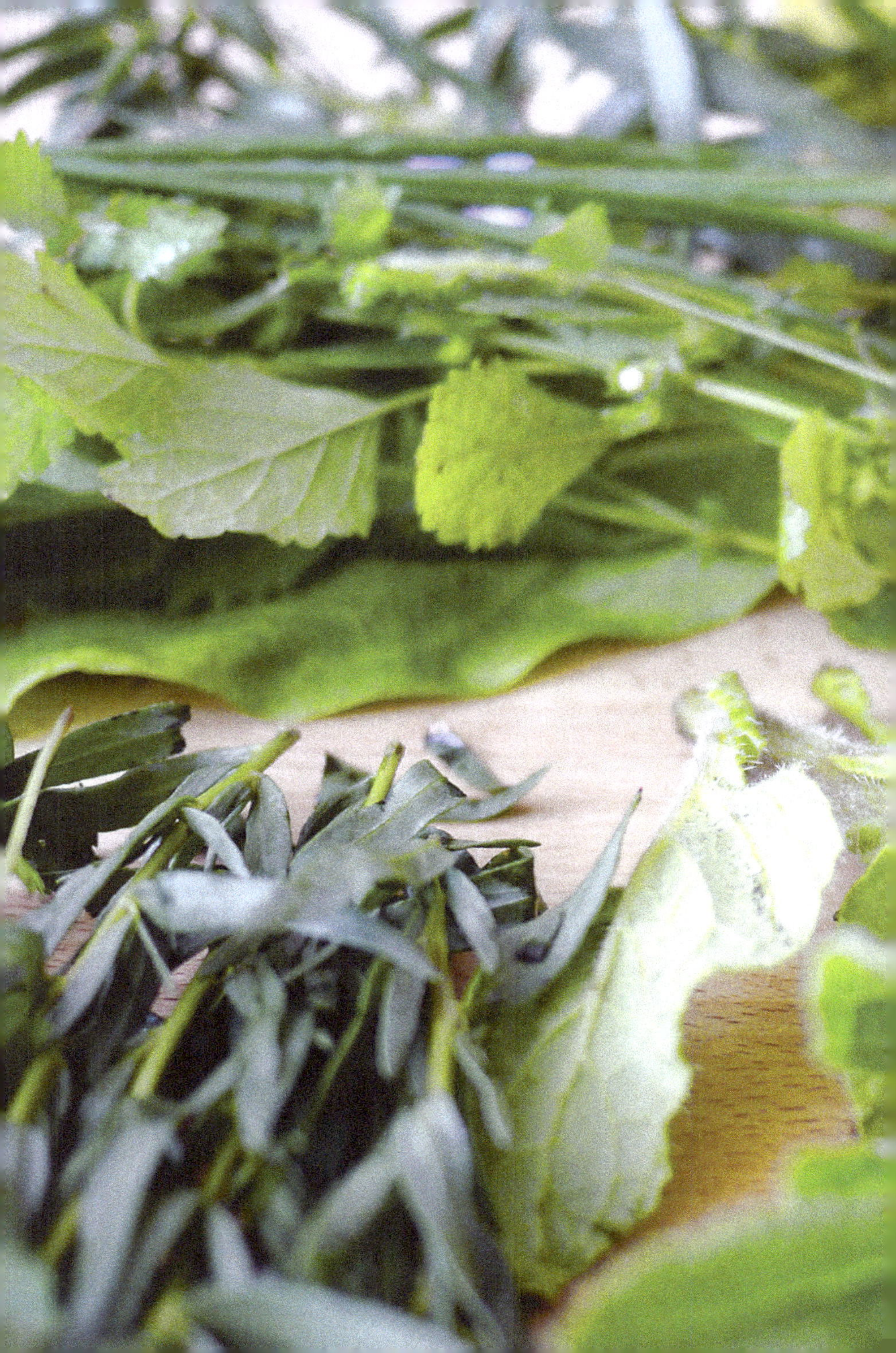

del médico y que exigen (en el primer caso) una hospitalización inmediata, la farmacopea de nuestras abuelas contaba con una serie de remedios sencillos y eficaces para las más leves.

El remedio más corriente consistía en tapar la o las quemaduras con una compresa empapada en una mezcla compuesta por 2 cucharaditas de aceite de oliva virgen y 1 cucharadita de agua. Se removía enérgicamente hasta amalgamar ambos ingredientes, obteniendo una emulsión pastosa. Se cambiaba la compresa (que se sujetaba sobre la parte afectada con un vendaje) dos o tres veces al día.

Nuestras abuelas, que eran previsoras, preparaban cuando las azucenas florecían un ungüento muy sencillo para curar quemaduras y escozores, el cual se conservaba en perfecto estado durante meses o incluso años.

Ponían a macerar unas flores de azucena en aceite de oliva, en envases de vidrio esmerilado de cierre hermético. En el momento del uso, aplicaban la cantidad necesaria de ungüento sobre la llaga, tapándolo con una gasa o una tela fina.

Un linimento muy utilizado, también en el caso de quemaduras más graves, se preparaba con 50 g de aceite de almendras dulces y 450 g de agua en la que se había cocido coliflor. Se mezclaba y agitaba enérgicamente hasta amalgamar los dos productos, y se aplicaba sobre la quemadura como si fuera una cataplasma. El ungüento ayuda a cauterizar perfectamente la llaga.

Para calmar la quemazón, se recurría a las compresas de consólida (50 g de raíces frescas ralladas y 25 g de raíces desecadas y pulverizadas, ambas diluidas en agua corriente) que se aplicaban sobre la quemadura. La consólida también tiene la virtud de cicatrizar rápidamente la piel, por lo que en poco tiempo desaparece la marca de la quemadura.

Más sencillo todavía, sobre todo en primavera, es aplicar la pulpa rallada de zanahorias frescas sobre la quemadura: el dolor se mitiga y la curación resulta más rápida.

De un recetario muy antiguo, en el que se inspiraban nuestras abuelas con cautela y sentido común, proviene la receta del aceite balsámico de androsemo, milagroso, por lo que se dice, para calmar el dolor de las quemaduras. Se prepara durante la primavera, cuando la planta ya está a punto de florecer, y se conserva durante mucho tiempo. Esta es la receta: recolectar 500 g de flores de androsemo y ponerlas a macerar al sol, en 1 litro de aceite de oliva, durante 4 semanas, agitando varias veces el recipiente (que deberá estar cerrado herméticamente); una vez transcurrido este tiempo, colaremos el aceite, añadiremos medio litro de vino blanco, lo pondremos al fuego y coceremos al baño María hasta llevar el líquido a ebullición; por último, filtrar, dejar enfriar y cerrar bien en una botella de vidrio esmerilado.

Hemos dejado a propósito para el final el remedio más fácil que, en caso de quemaduras leves, empleaban las abuelas: el agua fresca. Lo primero que hay que hacer, pues, tras retirar la ropa que pudiera haberse pegado a la llaga y tratando de no reventar la ampolla, es poner la parte afectada bajo el chorro de agua fría durante largo rato.

Ragadías

Son hendiduras o erosiones superficiales, pero muy dolorosas, de la piel. Cuando son profundas, suelen sangrar y, en ocasiones, supurar. Las más comunes son las de los labios y las del pezón en las mujeres en periodo de lactancia. Veremos ahora qué consejos encontramos en el recetario para prevenir y curar este trastorno.

Para las ragadías de los pechos se aconsejaba iniciar la cura preventiva hacia el tercero o cuarto mes de embarazo, masajeando dos veces al día, delicadamente, los pezones con aceite de almendras dulces. Siempre son preferibles los productos emolientes naturales (aceite de oliva, vaselina, grasa de cerdo, etc.) a las pomadas y cremas disponibles en el mercado.

Las hojas frescas de betónica machacadas casi hasta obtener un puré y aplicadas de inmediato sobre el pezón, es uno de los remedios preventivos más eficaces.

Hervidas a razón de 100 g en 1 litro de agua durante 10 minutos son más indicadas para curar las ragadías de los labios (hay que dejar enfriar la decocción, se pasa por el colador y se emplea para realizar lavaduras frecuentes). Sin esperar a que el líquido se seque, aplicaremos también sobre las heriditas polvo de arcilla, que posee un alto poder cicatrizante.

Con arcilla amasada con agua fría también se pueden combatir las ragadías de los senos. Se hacen dos aplicaciones al día, manteniendo la cataplasma hasta que se seque por completo (al cabo de una hora, más o menos), y luego se desprende delicadamente, sin emplear agua ni otros líquidos.

En época de fresas, para hacer desaparecer rápidamente las ragadías tanto de los senos como de los labios, resulta muy beneficioso aplicar sobre la zona la pulpa aplastada fresca de este fruto, dejándola así durante 10-15 minutos. Luego se retira con un pañuelo suave y seco.

Ni que decir tiene que se requiere una higiene escrupulosa, tanto en caso de ragadías en la boca como —aún con mayor motivo— en los pezones, aunque en este último caso es preciso que las lavaduras se efectúen con productos que no perjudiquen al bebé y que no dejen en el pezón un sabor que le desagrade. Por tanto, en lugar de tónicos o glicerina, se realizará la limpieza con preparados vegetales en decocción o en infusión.

En este sentido, resulta excelente la decocción de abedul: 50 g de hojas frescas, hervidas suavemente durante 10 minutos en 1 litro de agua; dejar enfriar y pasar por el colador. Esta decocción, guardada en una botella, servirá para limpiar los pezones antes y después de cada toma, aun cuando se presenten sanos e intactos y no presenten indicios de este trastorno. De hecho, las lavaduras sirven también para prevenir la aparición de estas dolorosas heridas.

Resfriado

Entramos ahora en el campo específico de nuestras abuelas. Todos sabemos qué es un resfriado, conocemos sus síntomas, causas y manifestaciones. Sabemos también que se trata de un contratiempo muy corriente, no grave pero sí molesto. La ciencia médica lo define como el «proceso inflamatorio catarral agudo de la mucosa nasal». Su nombre oficial es rinitis aguda. Los remedios de nuestras abuelas son aún hoy perfectamente válidos y hay mucha gente que confía en sus recetas, de eficacia probada, sin necesidad de recurrir a las medicinas de la ciencia oficial.

Empecemos por el ajo, cuyas virtudes son tantas y tan variadas que ni con un libro entero podríamos describirlas. Para combatir un resfriado, sobre todo de cabeza, o por lo menos para aliviarlo, hay que oler varias veces al día un diente de ajo desecado, aplastado o cortado en trocitos. No hay que olvidar que el ajo, empleado de este modo, salvó en su época a muchas personas del contagio de grandes epidemias de cólera y de fiebres tifoideas, y era la única profilaxis conocida por quienes vivían en lugares infectados o debían convivir con enfermos.

El zumo de limón, mezclado con una taza de café cargado y muy caliente, combate eficazmente el resfriado, sobre todo si el paciente guarda cama, bien tapado.

Las inhalaciones realizadas con una decocción de saúco también ayudan a combatirlo (tanto si es de bronquios como si es de cabeza): se hierven 50 g de flores desecadas durante 5 minutos en 1 litro de agua. Con el fuego apagado, se deja en infusión otros 10 minutos, y luego se filtra. Las inhalaciones se llevan a cabo llevando el preparado a ebullición y dándole a aspirar los vahos al paciente resfriado.

También adecuada para las inhalaciones es la decocción de hiedra terrestre, recolectada en el momento de la floración y puesta a secar a la sombra. Se ponen en infusión durante 10 minutos 5 g de vegetal en 100 g de agua hirviendo, y se utiliza el preparado de inmediato.

Como remedio interno, destacaremos la infusión de lavanda. Se utilizan sus flores azules perfumadas, recolectadas en su máximo esplendor y puestas a secar a la sombra. Se ponen 5 g de vegetal en infusión en 1 litro de agua hirviendo durante 5 minutos, y luego se filtra. Tres tazas al día entre las comidas ayudan a combatir el resfriado y a liberar los bronquios y las vías respiratorias en general.

Nuestras abuelas mostraban especial predilección por los polvos vegetales que provocaban el estornudo, animadas por la creencia de que así se libera la cabeza, se evitan posibles sinusitis y se calman los dolores causados por la obstrucción de las mucosas nasales. La betónica solía usarse con este fin desde tiempo inmemorial. Se decía que era el remedio más socorrido por Augusto, el emperador romano, quien, como es lógico, también padecía frecuentes resfriados.

La receta prescribe, simplemente, reducir a polvo las hojas desecadas y aspirar con fuerza una pizca.

Los polvos de mejorana se preparan y emplean como los anteriores. Los polvos de menta (preparados de la forma habitual) se solían mezclar con alcanfor, también pulverizado.

Cuando un componente de la familia estaba resfriado, lo primero que se hacía era preparar comidas y bebidas a base de miel. En efecto, la miel es un remedio tradicional y excelente para combatir los resfriados, tomada de diferentes maneras: disuelta en leche o en agua bien caliente, o masticándola durante mucho rato, tras endurecerla, hasta que sintamos cómo se liberan la nariz y la cabeza, momento en que se escupe la que nos quede en la boca.

En el recetario hallamos otros muchos remedios, aunque son demasiado conocidos para reproducirlos aquí: tisanas de malva, leche caliente con coñac, todos los preparados que ayudan a sudar y, sobre todo, la recomendación de guardar cama, bien tapados (en veinticuatro horas, el malestar desaparecerá por completo sin necesidad de recurrir a ningún fármaco químico).

Entre los remedios mencionados, el más común (hasta el punto de que la fitoterapia moderna le atribuye el calificativo de «aspirina vegetal») es el tilo, cuyas virtudes sudoríferas y curativas tanto de las vías respiratorias superiores como del resfriado, son sobradamente conocidas. Una infusión concentrada con sus flores al 5 % en agua, tapando bien a la persona resfriada, actúa como una aspirina y, al mismo tiempo, como diurético y desintoxicante.

Reumatismo

Con el nombre genérico de reumatismo se suele aludir a cualquier dolor, de tipo muscular o articular, que no se deriva de hechos concretos y que se agudiza con las exposiciones al frío (y a la humedad en particular). En este grupo de dolores se incluye, en su forma más grave, el «dolor articular agudo», que se detecta preferentemente en edades juveniles y que no sólo ataca a las articulaciones, sino también al tejido muscular en general.

Estas dolencias, bien conocidas por nuestras abuelas, se acentuaban en las estaciones frías, sobre todo debido a una serie de factores como la falta de calefacción constante y centralizada, la dureza de las labores domésticas (no existían ni lavadoras ni lavavajillas) y la poca consideración que los demás concedían a este tipo de enfermedades, aun siendo tan dolorosas.

Por ello, intercambiándose remedios y consejos entre sí, enriquecían su recetario con fórmulas de gran valor. Así llegan hasta nosotros las recetas más fáciles de preparar, las más válidas para combatir este mal.

Depositaban una gran fe en las compresas de barro o de arcilla y no sin razón, pues son los mismos sistemas que hoy en día se emplean en los establecimientos especializados en combatir los reumatismos. Si deseamos aplicar un tratamiento de este tipo en nuestra propia casa, ante todo hay que aplicar la arcilla directamente sobre la parte afectada, tibia —si el reumatismo es crónico— o fría, si el enfermo se encuentra en la fase aguda, acompañada de fiebre. La arcilla o el barro se amasan con un poco de agua hasta obtener una pasta ligeramente fluida que se aplica, en un grosor de 2-3 centímetros, en contacto con la piel y en amplias zonas que incluyan y rodeen ampliamente las partes afectadas. El barro es mejor aplicarlo frío y esperar a que se caliente de forma natural a continuación; si esto no se produjera, habrá que entibiar la pasta. Se pondrán 2 o 3 cataplasmas en el momento de la crisis y se dejarán 2 o 3 horas sin tocarlas (la última se colocará antes de acostarse, y se puede dejar toda la noche, bien tapada). En caso de un reumatismo crónico, bastará una cataplasma al día siempre y cuando, una vez retirada la arcilla, se friccione la parte con una mezcla de arcilla y ajo machacado o rallado.

Por lo que respecta a las recetas de hierbas, son muy numerosas, válidas y de fácil preparación; reproducimos algunas auténticamente infalibles:

— *Tisana de sauce:* poner a macerar en 1 litro de agua fría, durante 10 minutos, 25 g de corteza de sauce troceada. Poner al fuego y llevar lentamente a ebullición. Tras 2 minutos de cocción, apagar el fuego y dejar en infusión durante otros 15 minutos. Filtrar. Tomar una taza antes de cada comida, tres veces al día.
— *Infusión de enebro:* dejar en infusión durante unos 20 minutos, en 1 litro de agua, 50 g de bayas de enebro. Pasar por el colador. Tomar un vaso entre comidas.
— *Infusión de bardana:* poner en infusión en 1 litro de agua hirviendo, durante una media hora, 50 g de raíces de bardana desecada y desmenuzada. Filtrar y endulzar con una cucharada de miel. Beber a lo largo del día la cantidad que se desee.
— *Infusión compuesta:* poner en infusión en 1 litro de agua hirviendo durante 15 minutos 70 g de hojas de grosella negra, 20 g de hojas de fresno y 20 g de sumidades floridas de ulmaria (reina de los prados), bien mezcladas tras haberlas desmenuzado. Filtrar a través de una tela fina y beber tres tazas al día.
— *Decocción de jabonera:* es un remedio excelente, aunque se recomienda seguir escrupulosamente las instrucciones pues, en caso contrario, no sólo se pierden sus propiedades terapéuticas, sino que resulta tóxica. Poner a hervir durante 5 minutos, en 1 litro de agua, 50 g de rizomas de jabonera troceados. En cuanto haya pasado el tiempo (ni un minuto más), se filtra. Se beba a razón de medio vaso, media hora antes de las comidas.
— *Decocción de alquequenje:* hervir durante 5 minutos, en 1 litro de agua, 30 g de bayas secas de alquequenje. Dejar reposar 10 minutos y pasar por el colador. Beber a lo largo del día.
— *Tisana compuesta:* mezclar 25 g de bayas de laurel con 25 g de raíz rallada de boj y verterlo todo en 1 litro de agua. Llevar a ebullición, manteniendo el fuego bajo en todo momento, y hacer hervir durante unos 30 minutos. Retirar del fuego, dejar reposar durante 5 minutos y beber un vaso durante cada comida.

— *Tintura de romero:* macerar durante 30 días en 1 litro de alcohol de 90°, junto a una fuente de calor (radiador, estufa, rayos del sol) 60 g de sumidades floridas de romero con 30 g de hojas de tomillo. Una vez transcurrido el tiempo necesario, la tintura ya estará lista para utilizarse en pincelaciones sobre la zona afectada.

Hay otros remedios externos que resultan óptimos coadyuvantes, sin olvidar por supuesto la dieta, que debe integrar muchos vegetales y pocas grasas.

Las cataplasmas de hierbas, alternadas con las de arcilla, son muy eficaces, y destacan dos: la de bardana (cocer a fuego lento, durante 20 minutos y en 250 g de agua, 100 g de hojas frescas de bardana; retirar las hojas del líquido y aplicarlas calientes sobre la zona dolorida) y la de muérdago (hervir durante 5 minutos, en 1/2 litro de leche, 25 g de hojas de muérdago mezcladas con 25 g de bayas de la misma planta; empapar un trapito suave y aplicar la cataplasma caliente sobre la parte afectada).

En el recetario de la abuela también se recomiendan los baños medicamentosos, destacando los de brezo: se dejan macerar, en el agua caliente de la bañera, 500 g de sumidades floridas de brezo envueltas en una bolsita de gasa. Se añade más agua caliente, sin superar en ningún caso la temperatura del cuerpo, y permaneceremos sumergidos en el agua durante quince minutos. No se aconseja superar este tiempo.

Con las raíces frescas de brionia se pueden friccionar las partes doloridas; así se calma el dolor y, si se emplea durante mucho tiempo y de manera metódica, se logra curar el achaque.

Se pueden realizar fricciones también con manzanilla, en este caso reducida a aceite. Calentar al baño María, durante 4 horas, 60 g de flores de manzanilla frescas o desecadas (40 g) en un litro de aceite de oliva. Pasar a través de una tela, estrujando bien el vegetal. Con este aceite se masajean varias veces al día las partes doloridas.

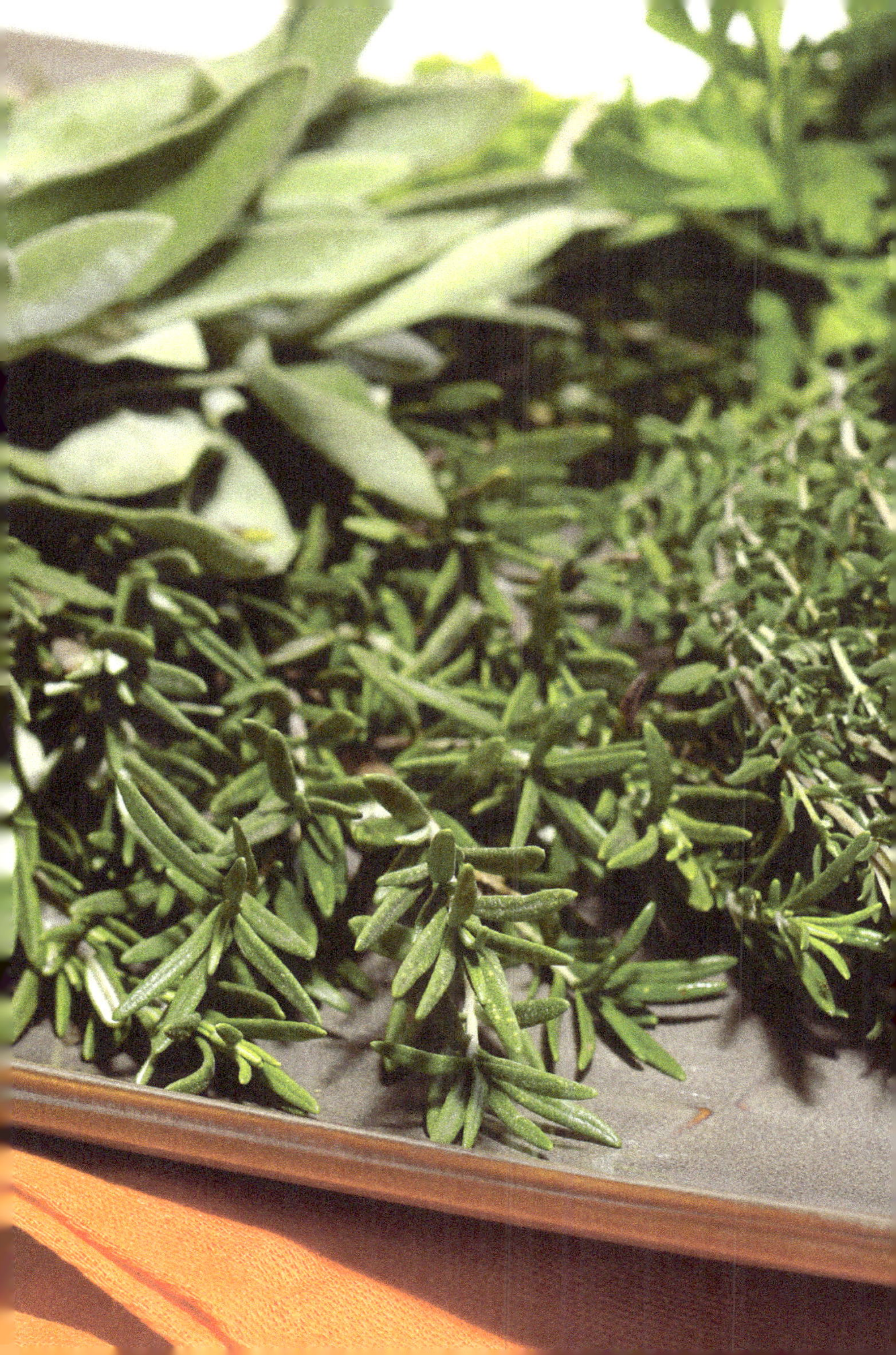

Sabañones

Los sabañones son una forma de congelación de primer grado que afecta a las extremidades corporales (punta de dedos y manos en general). Se deben a la interrupción de la circulación sanguínea local como consecuencia de una disfunción de los vasos arteriales.

Por causas aún no establecidas, parece ser que afectan más a mujeres y niños que a hombres y ancianos; en cualquier caso, es un trastorno muy extendido y molesto al que, en un primer momento, no se le suele conceder mucha importancia. Raramente se piensa en combatir un sabañón con decisión a fin de evitar que vuelva a aparecer, y aún menos se intenta prevenirlos.

Nuestras abuelas, que se ocupaban extraordinariamente por la belleza de las manos, trataban de evitar su aparición tapando las partes más expuestas y sensibles al frío con ropas de lana cálida (la auténtica «lana virgen» de antaño, que no precisaba ningún certificado), sacrificando en parte la estética. Cada noche y cada mañana, se masajeaban largo rato las manos y los pies para evitar que se detuviera la circulación, con una mezcla de glicerina y alcohol. Con el mismo objetivo, durante los meses de invierno, hacían baños calientes de pies y manos, agregándole al agua la decocción de hojas de nogal (100 g de hojas desmenuzadas y hervidas en 1 litro de agua hasta que se reducía el líquido a la mitad) o, sencillamente, un puñado de sal marina y otro de salvado.

Con la aparición de los primeros sabañones, realizaban de inmediato aplicaciones de arcilla mezclada con agua directamente sobre la parte afectada. Se dejaba la arcilla hasta que se hubiera secado por completo y se retiraba sin mojar la parte en cuestión, frotando con un poco de aceite alcanforado para eliminar los restos. Si, a pesar de tantos cuidados, los sabañones seguían apareciendo, empleaban las siguientes recetas:

— *Cataplasma de flores de naranjo:* hervir en 1 litro de agua 150 g de flores frescas durante 5 minutos (75 g de flores desecadas). Dejar en infusión durante un cuarto de hora. Sin filtrar, se mojan unos pañuelos de tela en el líquido y se aplican, tibios, sobre los sabañones.

— *Decocción de apio:* (para baños de manos y de pies) hervir en 1 litro de agua, durante 20 minutos, 75 g de planta de apio desmenuzada y majada. Usar la decocción casi hirviendo.

— *Ungüento de higos:* en el horno caliente, a temperatura alta, secaremos 5 o 6 higos. Los machacaremos después en el mortero hasta reducirlos a una especie de pasta. Añadiremos un poco de miel para obtener una consistencia adecuada y aplicaremos la pomada sobre los sabañones varias veces al día.

— *Ungüento de tocino:* calentar, en una cazuelita de loza, un trozo de tocino graso y viejo, hasta que se derrita. Verter el tocino en agua fría a medida que se vaya derritiendo; al entrar en contacto con el agua, se solidificará, aunque se quedará lo bastante blando como para poder untarlo sobre el sabañón.

En definitiva, cualquier pomada o ungüento, siempre que sea natural y no esté preparado con sustancias químicas, puede utilizarse para evitar que los sabañones se agrieten y sangren.

Taquicardia

En condiciones normales, las personas no percibimos nuestros latidos cardíacos. La sensación consciente, molesta y desagradable (aunque nunca dolorosa) de los latidos de nuestro propio corazón se llama taquicardia. Para el común de los mortales esta sensación recibe el nombre de *palpitación*. Las palpitaciones pueden ser, por un lado, consecuencia de pequeños trastornos que afectan al corazón y, por otro, la consecuencia normal de un esfuerzo físico intenso, de una emoción violenta , de un *shock* o de una ingestión excesiva de alimentos o de bebidas cardioexcitantes (café, tabaco, drogas).

Al tratarse de un fenómeno más o menos conocido por todos, y rechazando de plano términos como *neurastenia, histerismo, neurosis cardíaca*, etc., en el recetario de las curas antiguas se procuraba detener cuanto antes este estado de excitación que, por lo demás, suele remitir por sí mismo, mediante reposo.

El corazón, ese misterioso músculo que nos mantiene vivos, era considerado como la sede de los afectos y achaques psíquicos, por lo que tal vez recibía una especial atención en textos anteriores a la Edad Media. Se consideraba que el oro ejercía un efecto beneficioso en el corazón y, en consecuencia, se daba de beber al enfermo agua en la que se hubiese sumergido un collar de este metal. Una perla pulverizada (¡ah, qué tiempos aquellos en los que se pulverizaban collares enteros de perlas orientales con la mayor de las tranquilidades!) y disuelta en un vino blanco de alta graduación fortalece el corazón y calma las palpitaciones. Otras recetas, que pertenecían ya al campo de la superstición, recomendaban poner en la zona torácica un huesecillo animal, o un pedazo de plomo obtenido al fundir un poco de este metal en una cucharilla y verterlo, aún ardiendo, en un recipiente de agua fría.

Sin embargo, se trata de prácticas de hace muchísimos años, incluso siglos.

Nuestras abuelas no eran ni magas ni hechiceras, y se atenían a la realidad de los habituales remedios a base de hierbas y otros productos naturales, como es el caso de la infusión de aspérula olorosa (25 g de aspérula desecada en 1 taza de agua tibia, endulzada con miel), tan eficaz que la medicina actual reconoce sus efectos calmantes y sedantes.

El antiespasmódico típico es la tisana de muérdago, preparada con las hojas aún frescas recolectadas durante el otoño. Se macera en frío y durante toda una noche 20 g de hojas frescas de muérdago, cortadas en trocitos muy pequeños, en 100 g de agua. Beber a lo largo del día en pequeñas dosis.

La tisana de lechuga se prepara cociendo a fuego lento durante 20 minutos 100 g de este vegetal en 1 litro de agua. Se toman dos o tres tazas al día.

Y, por último, un consejo para quien sufre de palpitaciones: comer mucha cebolla cocida, que resulta un óptimo antiespasmódico del corazón.

Tos ferina (o tos convulsa)

Enfermedad infecciosa aguda, contagiosa y con frecuencia epidémica; se caracteriza por accesos de tos espasmódica.

Es propia de niños (5-10 años), aunque también afecta a los adultos. El contagio se produce por vía directa entre una persona enferma y otra sana, con una incubación que oscila entre 2-3 y 15 días. Deja casi siempre una inmunidad duradera. El tratamiento oficial de la tos ferina consiste, hoy en día, sobre todo en antibióticos administrados por vía oral o en aerosol y, aunque siempre es preferible evitar curas prolongadas a base de estos medicamentos, en los casos más graves, y para ayudar al niño a superar rápidamente el periodo crítico, es preferible recurrir —de manera excepcional— a estos fármacos.

Nuestras abuelas desconocían los antibióticos, y eso que la tos convulsa era bien conocida y combatida. Por suerte, el periodo agudo de esta enfermedad no es muy largo, por lo que, una vez superado este estadio, es mejor abandonar gradualmente los antibióticos y sustituirlos por remedios naturales, eficaces e inocuos para el organismo. Si —como suele ocurrir— la tos ferina se manifestara de forma leve, debe optarse por los remedios de la farmacopea natural. Veamos cómo se curaba la tos en general y la infantil convulsa en particular: se le daban de comer al enfermo muchas ensaladas crudas, de berro y de pulmonaria, y se le hacía tomar abundante tisana de col (en realidad, el agua de la cocción de la col verde), o bien decocciones de corteza de olmo y raíces de achicoria (30 g de corteza desmenuzada, 30 g de raíces a trocitos en 1 litro de agua; hervir durante 5 minutos, y luego filtrar). La dosis, para uno y otro remedio, era de dos vasos al día: uno por la mañana en ayunas, y otro por la noche, antes de acostarse.

También con pulmonaria se prepara una decocción llevando lentamente a ebullición, y dejando luego proseguir el hervor durante 5 minutos, 50 g de planta machacada y desmenuzada en 1 litro de agua. Una vez retirada del fuego, se deja reposar la decocción durante 20 minutos más, y se filtra.

Se beberá la tisana, a voluntad, cada vez que se intuya un acceso de tos.

Otra infusión que se recomienda es la de pino: en 1 litro de agua hirviendo se ponen en infusión 35 g de brotes de pino durante unos 20 minutos. Pasar por el colador y dar de beber al enfermo un vaso durante las comidas. Si se desea endulzar, añadir una cucharadita de miel en cada vaso. Como sabemos, la miel es un óptimo calmante de las vías respiratorias y, mezclada con el pino, ve potenciadas sus propiedades.

La tisana compuesta se prepara mezclando 30 g de hojas de hiedra terrestre, 30 g de hojas de hisopo, 30 g de pétalos de amapolas y 30 g de raíces de regaliz. Se desmenuza todo y se pone en infusión en 1 litro de agua hirviendo, durante 10 minutos. Transcurrido ese tiempo, se filtra la infusión. Se le añaden 100 g de miel o más y se le da de beber al enfermo esta tisana dos veces al día, un vaso por la mañana y otro por la noche, lo más tarde posible para que su efecto calmante se prolongue hasta el día siguiente. Los niños más pequeños, media dosis.

Entre los remedios más efectivos hallamos el jarabe preparado con todos (o casi todos) los vegetales que la sabiduría médica tradicional, desde Hipócrates en adelante, indica como los más adecuados para resolver las enfermedades de los bronquios (nuestras abuelas lo preparaban con antelación, de modo que en el momento necesario ya estuviera listo): se ponen a macerar, en 1 litro de alcohol de 90°, 25 g de raíces de helenio, 25 g de hojas de marrubio, 25 g de hojas de hiedra terrestre, 25 g de hojas de hisopo, 25 g de hojas de romero y 25 g de hojas de menta. Se trocearán los vegetales y se mezclarán; ponerlos con el alcohol en un recipiente de vidrio o de cerámica, que cerraremos perfectamente. Se dejan macerar durante 30 días, agitando el contenedor de vez en cuando. En el momento en que empiece la crisis de tos, se vierten en una taza dos cucharones de jarabe y una cucharada colmada de azúcar, se flambea y se le da de beber al enfermo. No hay que administrarlo en ningún caso a lactantes ni a niños menores de siete años.

Para los más pequeños, el remedio ideal es el hidromiel: se hierven en 1 litro de agua 3 cucharadas colmadas de miel de acacia. La espuma que se forme durante el hervor debe retirarse, hasta que desaparezca por completo. En ese momento se interrumpe la cocción y se deja entibiar. La dosis será de un vaso a cada acceso de tos y otro antes de irse a dormir.

En el recetario de la abuela se hace mención especial a los óptimos resultados que se obtienen en el tratamiento de la tos ferina usando el jarabe de tomillo (preparado con una infusión muy azucarada), así como la infusión de gálbulas de ciprés.

Uñeros

Proceso inflamatorio agudo, localizado o difuso, en los dedos de las manos o de los pies. Está provocado por gérmenes que se introducen en los tejidos blandos a través de heridas, aunque estas sean insignificantes.

El uñero puede afectar a todo el dedo o sólo a una parte, y puede ser superficial, subcutáneo o profundo.

Al tratarse de un proceso supurativo, el uñero resulta extremadamente doloroso, a menos que —de manera espontánea o recurriendo al bisturí— se saque el pus al exterior. Esto es lo que las recetas caseras trataban de lograr.

Ante todo, cuando se manifiesten los primeros síntomas de inflamación, se sumerge el dedo en agua muy caliente con sal marina en abundancia, dejándolo así durante mucho rato. El calor y las propiedades de la sal marina a menudo logran que remita la infección, acabando con los gérmenes responsables.

Si, por el contrario, se desea hacer madurar el uñero, con la consiguiente expulsión del pus, se recurre a la cataplasma preparada con miga de pan casero (más rico en gérmenes activos de trigo que el refinado) amasada con leche y 1 yema de huevo. Se colocará la compresa en contacto directo con la parte inflamada, cambiándola con frecuencia.

Otra compresa calmante y resolutoria de las infecciones del dedo se prepara con hojas de verbasco, una planta de gran tamaño, muy común: se ponen a hervir unas hojas frescas en leche durante algunos minutos, se retiran del líquido, se estrujan ligeramente y se aplican calientes sobre el uñero. Deben cambiarse a menudo, y durante cierto tiempo. Tienen la propiedad de calmar rápidamente el dolor y de acelerar la expulsión del pus. Se recomienda dar de beber al paciente la misma leche tibia, una vez retiradas las hojas, ya que es altamente depurativa.

Asimismo, la zanahoria, rica en propiedades y virtudes alimentarias y terapéuticas, era uno de los remedios corrientes para combatir los uñeros. Basta con rallar unas zanahorias frescas, reducirlas a pulpa homogénea sin desaprovechar su zumo y aplicarlas, alternándolas con compresas de alcohol de 90°.

Vértigos

Todos o casi todos sufrimos vértigos por distintos motivos y en diversas circunstancias, la mayoría de ellos en forma de pequeño malestar, otros como un trastorno propiamente dicho. Por vértigos se entiende la sensación —puesto que, en realidad, no ocurre nada— de un desplazamiento del propio cuerpo respecto al ambiente circundante, así como de los objetos que nos rodean. Suele aparecer acompañado de náuseas y vómitos. Popularmente, el vértigo se conoce como *dar vueltas la cabeza*.

La medicina oficial no posee remedios específicos contra los vértigos; se limita a recomendar, como nuestras abuelas, tumbar al enfermo a oscuras, lejos del ruido, tratando de que mantenga quieta la cabeza. Queda absolutamente prohibido el alcohol, y se puede administrar una cucharada de agua de menta.

Esta última se prepara como un té normal, poniendo en infusión durante 5 minutos, en una taza de agua hirviendo, 5 hojas de menta mastranzo, frescas o desecadas. Además de ayudar a la persona víctima de una crisis de vértigo, este té de menta, bebido regularmente dos veces al día, por la mañana y a media tarde, evita la aparición del trastorno.

Posee un agradable sabor, fresco (también se puede beber frío); es tónico y digestivo; se puede endulzar con azúcar o miel, según los gustos.

Junto al té de menta, otro remedio poco conocido hoy en día, y eso que es muy eficaz, son los polvos de muguete. Se secan las flores a la sombra y se majan, reduciéndolas a polvo, que se conserva durante mucho tiempo siempre que se guarde en un tarro de vidrio con el tapón esmerilado. El polvo de muguete provoca estornudos y ataja de raíz el vértigo. Se debe utilizar con precaución.

Más «clásicas» son las infusiones que nuestras abuelas daban a beber a quien sufría este trastorno en la familia:

— *Infusión de asperilla:* en 1 litro de agua hirviendo se ponen en infusión, durante 10 minutos, 30 g de esta planta, desmenuzada. Filtrar con una tela fina. Tomar una taza todas las mañana, en ayunas, durante 15 días. Suspender el tratamiento 10 días y reanudar la cura.

— *Infusión de artemisa:* esta infusión se puede alternar con la anterior. Se ponen 15 g de hojas frescas o secas desmenuzadas, en infusión durante 10 minutos en 1 litro de agua hirviendo. Filtrar. Tomar un vaso todas las mañanas, en ayunas.

— *Infusión de angélica:* machacar 20 g de semillas de angélica y ponerlas en infusión en 1 litro de agua hirviendo 20 minutos. Filtrar con una tela fina. Beber un vaso después de cada comida.

Por último, nuestras abuelas preparaban una bebida sumamente agradable con flores, que tiene la propiedad de actuar sobre el sistema nervioso simpático y desempeña una acción beneficiosa en los casos de vértigo. Tres vasos al día después de las comidas ejercen la acción calmante y sedante deseada sobre quien sufre estos trastornos y, si se toma la infusión durante mucho tiempo, se conseguirán atenuar gradualmente.

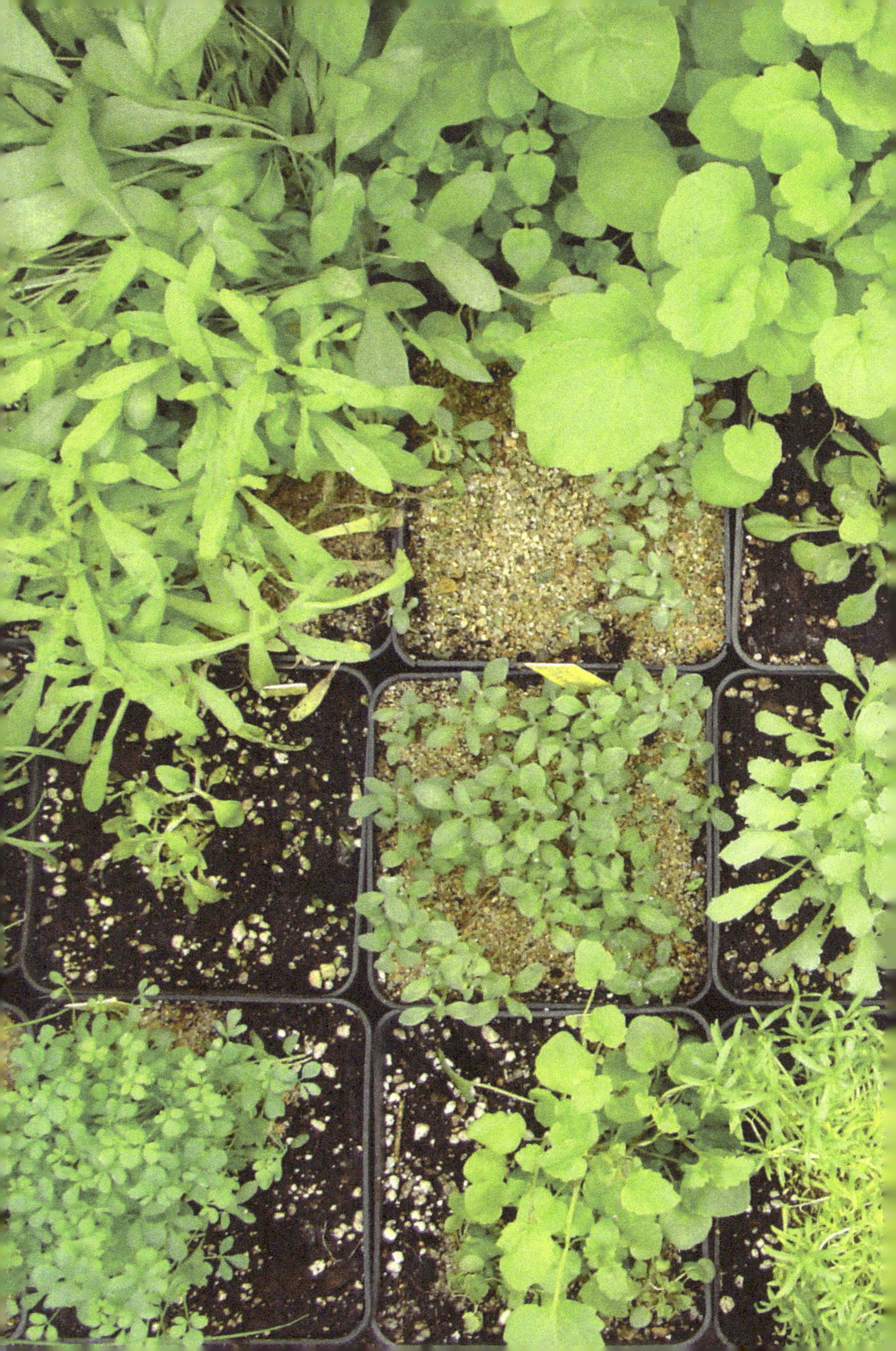

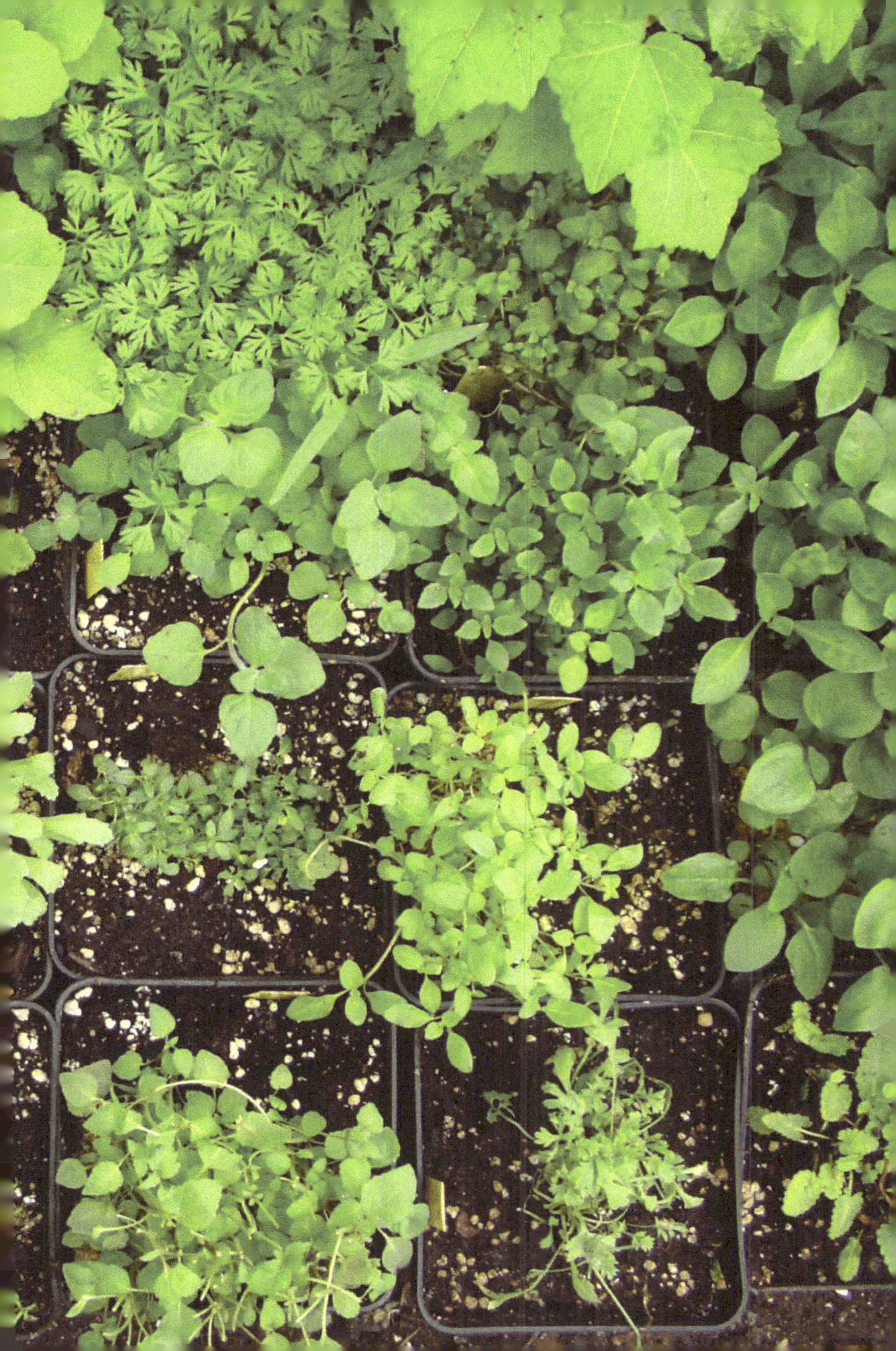

Vómito

El vómito es consecuencia de ciertas enfermedades y trastornos (por sobrecarga gástrica, especialmente), incluidas las de origen nervioso. Se trata de la expulsión repentina del contenido gástrico por la boca, y es incontenible. Un primer auxilio consiste, una vez finalizada la crisis, en tratar de relajar al enfermo, intentando mitigar su sufrimiento. Este debe mantener la cabeza y el tronco ligeramente levantados. En la farmacopea casera, los remedios más comunes eran los que citaremos a continuación (incluyendo ciertas bebidas que, administradas al enfermo a sorbitos entre una arcada y otra, calman las contracciones del estómago). Una función importante de estos remedios era la de impedir las arcadas en vacío, muy dolorosas. Muchas son las recetas, todas ellas eficaces. En caso de emergencia, se tratará de preparar la más rápida y aquella cuyos ingredientes tengamos más a mano, como es lógico.

— *Infusión de anís verde:* en 1 litro de agua hirviendo se ponen en infusión 10 g de bayas de anís. Filtrar y administrar a cucharadas durante la crisis y tomar un vaso después de cada comida.
— *Infusión de artemisa:* en 1 litro de agua hirviendo, poner en infusión durante 15 minutos 15 g de sumidades floridas de artemisa. Pasar por el colador dar a beber un vasito al enfermo cuando haya pasado la crisis. Continuar los días sucesivos con un vaso de infusión después de cada comida.
— *Tisana compuesta:* se emplea en caso de vómitos frecuentes provocados por fiebre o enfermedad. Sirve para calmar las contracciones del estómago e impedir la aparición de abscesos.

Desmenuzar y mezclar 25 g de hojas de menta, 1 corteza de limón y 25 g de raíces de altea; añadir 1 litro de agua y hervir durante 10 minutos. Dejar en infusión durante otros 10 minutos, y luego filtrar. Dosis: un vaso después de cada comida. En el recetario de la abuela se recomiendan también las hojas y las sumidades floridas machacadas de ciertas plantas aromáticas, que se le darán a oler a quien presente síntomas de vómito: albahaca, menta, romero, menta acuática, melisa y balsamita

Las principales hierbas de la farmacopea de la abuela

Achicoria
Cichorium intybus

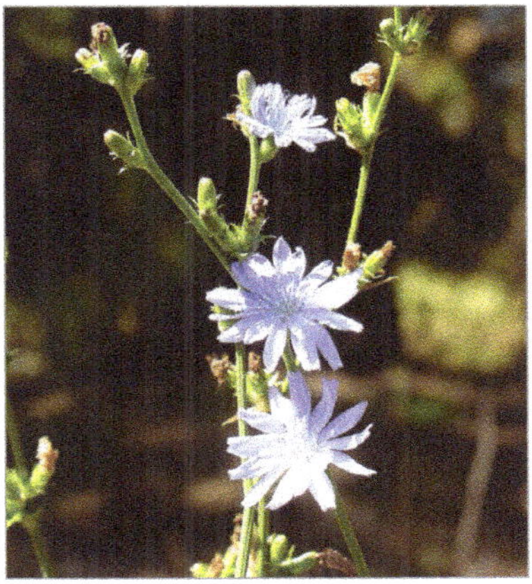

Planta bianual de las compuestas liguliflоras, con raíz nabiforme, hojas basales en roseta, dentadas o recortadas, tallo ramoso de hasta un metro de alto, flores azules en cabezuela que viven apenas unas horas. Crece en Europa, Asia y el África boreal.

Contiene un látex blanco y amargo. La achicoria, además de crecer en estado silvestre, se cultiva para preparar con sus hojas crudas una sabrosa ensalada, y la raíz, también cruda, constituye un alimento rico en propiedades terapéuticas. Por otra parte, las raíces tostadas se emplean como sucedáneo del café. Es una planta rústica que requiere terrenos más bien secos; se conocen de ella muchas variedades, todas comestibles.

En otra época era el único remedio conocido contra el estreñimiento. Hoy en día, los purgantes químicos y los laxantes en píldoras han logrado hacer olvidar esta reconocida propiedad de la achicoria, al igual que ha ocurrido con muchos otros productos vegetales de indudable eficacia. Y, aun así, el organismo en general y el intestino en particular se verían más beneficiados si volviéramos a emplear este vegetal de manera continuada, tan útil como sabroso, económico y sano. La achicoria es universalmente reconocida como tónico, reconstituyente, depurativo y digestivo. Galeno, el célebre médico, la llamaba *amiga del hígado*, y nuestras abuelas la administraban como papilla tanto a los bebés como a los jóvenes.

Se encuentra con suma facilidad a partir del mes de febrero, en prados, en los márgenes que discurren junto a los caminos, en las llanuras y colinas. La variedad silvestre, al igual que la cultivada, resulta óptima también en la preparación de ensaladas.

Una cura intensiva de achicoria silvestre o cultivada, en primavera es uno de los remedios más sencillos y eficaces para poner a punto un organismo fatigado y cansado.

Sus propiedades depurativas son valoradas muy positivamente por la fitoterapia moderna, así como las tónicas y estomacales.

Agrimonia

Agrimonia eupatoria

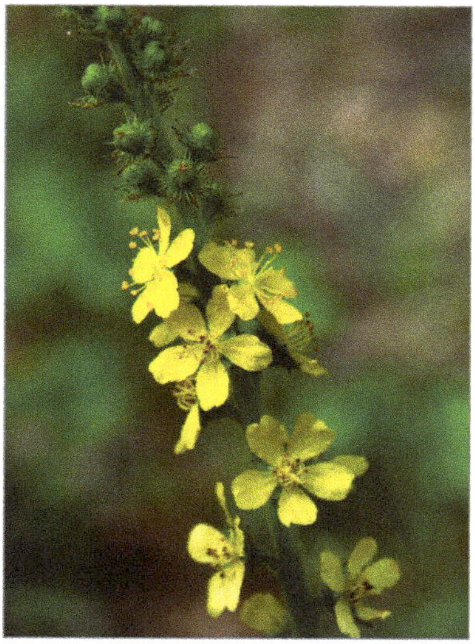

Pertenece a la familia de las rosáceas; crece espontáneamente en las zonas montañosas y submontañosas de los países de clima templado, y es bastante común en España. Tiene hojas pinnatisectas y flores en 5 sépalos y 5 pétalos, en racimos terminales. Comprende 10 variedades. De las hojas se obtiene un aceite volátil, antidiarreico y astringente que se aplica en uso externo.

Su nombre procede del griego (deriva de *argemós*, que especifica su propiedad más celebrada: la de curar los orzuelos y las manchas de los ojos).

Celebrada por Plinio, quien le atribuía un poder excepcional para curar trastornos hepáticos, la agrimonia siempre ha sido muy considerada por la medicina, que —gracias a su perfume aromático— con frecuencia la mezcló con ungüentos y pomadas.

En el siglo I d. de C., Dioscórides le prescribía la agrimonia a su paciente Nerón para eliminar los ácidos úricos y los dolores artríticos. Hervida en vino con un poco de trigo y aplicado el líquido en frío sobre la parte afectada, lleva a una rápida resolución de los abscesos y forúnculos.

Hipócrates la prescribía contra los cálculos renales y los dolores en los riñones, macerada en vino tinto y añadiéndole miel.

En épocas posteriores, sus hojas fueron empleadas como cicatrizantes y en 1500 un famoso médico italiano, Mattioli, la aconsejaba como reconstituyente mezclada con un poco de leche. Sus propiedades que más se aprecian en la actualidad son las antiinflamatorias para las vías respiratorias, el estómago, el hígado y los riñones.

Ajenjo
Artemisia absinthium

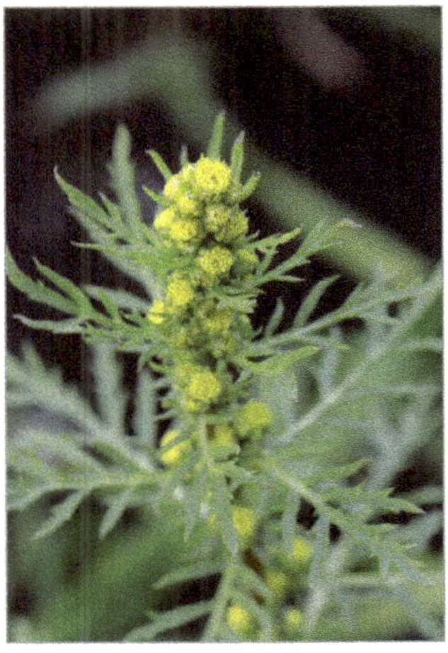

Perteneciente a la familia de las compuestas, esta planta perenne, de un metro de altura más o menos, tiene hojas en peciolo, sedosas, casi blancas y flores en cabezuelas de color amarillo. Crece de manera espontánea en suelos secos y sin agua; florece de julio a septiembre. Se cultiva también habitualmente por sus múltiples usos.

Es la más común de las especies de la artemisa.

Su sabor amargo es muy característico: ya la Biblia hablaba de ella como un símbolo de adversidad.

Considerado desde siempre como un estimulante, el ajenjo, en virtud de sus características, puede ocasionar graves trastornos si se ingiere en una cantidad demasiado elevada.

Macerado en alcohol, hasta formar un licor de alta graduación, provoca a la larga *delirium tremens* y otros efectos no menos nocivos. Sin embargo, tomado en su justa medida, es un remedio excelente para combatir la anemia y las digestiones difíciles, contra las crisis hepáticas y para eliminar las lombrices intestinales. A causa de estas propiedades terapéuticas, el ajenjo fue celebrado en todas las épocas. Tanto los médicos de la Antigüedad como los actuales han descrito sus virtudes, indicando las cantidades precisas para que no tenga efectos perjudiciales.

Para Avicena se trataba de un aperitivo insuperable; la Escuela de Salerno lo recomendaba contra el mareo y para curar la hidropesía. Hoy en día forma parte de la composición de numerosos licores digestivos, vermús y elixires estomacales.

Ajo

Allium sativum

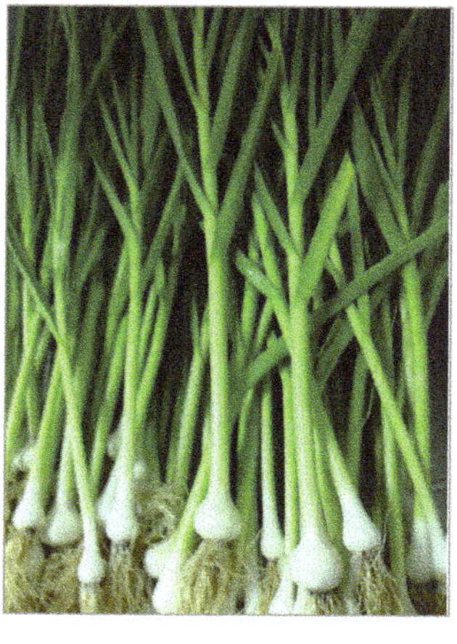

Planta de la familia de las liliáceas, con un bulbo compuesto por unos diez bulbillos («dientes») oblongos u ovalados, envueltos por las túnicas secas del bulbo, que forman la *cabeza de ajo*. El tallo mide unos 70 centímetros, sus hojas son lineales y las flores en umbelas blancas, rosadas o violetas. Procedente del Asia central, se cultiva con facilidad como planta anual. Exije un clima seco, suelos ligeros, ricos y trabajados. Se conocen tres variedades: blanca, rosa y roja. Se consume fresco o conservado.

Hoy en día, la medicina oficial ya ha reconocido casi todas estas propiedades terapéuticas: es antituberculoso, antirreumático, vermífugo, cura las bronquitis, la hipertensión arterial, la fiebre, limpia el intestino, beneficia al aparato circulatorio, cura las picaduras de insectos y callos, fortalece y desintoxica.

El ajo ha acompañado en la cocina y en la farmacopea a la civilización humana. Los egipcios lo elevaron al rango de divinidad agreste. La costumbre de colgar del cuello de los niños collares de dientes de ajo (aún practicada por nuestras abuelas), para protegerlos de lombrices y fortalecer el organismo, está documentada en papiros y frescos tumularios egipcios. Los hebreos lo usaban con profusión: la Biblia incluía, entre las lamentaciones del *Éxodo*, el pesar por los alimentos perdidos, entre ellos el ajo, ingrediente indispensable en la cocina y en la farmacopea hebrea. Al parecer, su propio nombre se deriva de la antigua lengua de Israel.

Para los romanos, el ajo era el alimento por excelencia: una cabeza de ajo por persona garantizaba el buen rendimiento de los soldados. Los médicos de la época imperial lo utilizaron durante las epidemias y pestes. Con el mismo propósito fue recuperado por Nostradamus en 1500, con buenos resultados.

Los griegos eran unos comedores de ajo de tal calibre que, durante ciertos periodos del año, una orden oficial impedía la entrada en los templos de Cibeles a quienes —al consumir demasiado— les oliera el aliento. Y, según narra una crónica de la época de Pericles, eran tan numerosos que casi siempre las ceremonias religiosas se llevaban a cabo en templos semidesiertos.

Reza un viejo dicho provenzal que no se debería pasar un sólo día sin consumir ajo. La salud y la longevidad suelen relacionarse con frecuencia a las virtudes de esta planta vigorosa que defiende contra las enfermedades y la vejez.

Carlomagno debía de ser de la misma opinión, puesto que en uno de sus *Capitulares* recomendaba su cultivo a gran escala; los monjes dedicaron un amplio espacio de los jardines de su monasterio a la producción del ajo, al que consideraban el único antídoto contra la embriaguez; se mojaban con su jugo hasta los labios de los recién nacidos, para hacerlos buenos bebedores.

En ciertas regiones nórdicas, el ajo posee también virtudes mágico-protectoras: en Suecia, un bulbillo atado al cuello de los animales o colgado en la puerta de las casas mantiene alejados (quizá por el olor) a los malignos *Trolls*, habitantes demoniacos de los campos que corren a la búsqueda de una víctima a la que gastar bromas de mal gusto, por no decir algo aún peor.

Los más ilustres taumaturgos de la Antigüedad son el mejor testimonio de la importancia del ajo en la medicina, desde Hipócrates a Galeno, de Dioscórides a Paracelso, así como los más eminentes investigadores de nuestra época. Monjes y abades magnificaron sus virtudes y usos medicinales: así, un diente de ajo machacado y macerado en un vaso de agua atenúa la tensión nerviosa; el olor de un bulbillo machacado, aspirado profundamente, libera la cabeza cargada; mezclado con la ensalada combate el estreñimiento, etc.

Entre otras cosas, el zumo de ajo se revela como una magnífica cola: basta con aplicar el líquido sobre las dos partes que hay que pegar y mantener unidas hasta que se sequen; quedarán pegadas sin dejar rastro. El aceite que se obtiene de los ajos se vende en farmacias y sirve para realizar fricciones externas, para curar golpes, luxaciones o reumatismos. Precisamente a propósito del ajo, el padre Kneipp escribía: «¡Dejarles a los ricos sus medicinas y sus venenos, y permaneced fieles a las medicinas que os proporciona la madre Naturaleza!»

Hablar del ajo en gastronomía resulta tarea inútil: no hay *gourmet* que acceda a prescindir de este ingrediente, y ningún ama de casa permitirá que falte en su despensa, ya que confiere sabor incluso a la vianda más humilde.

En cuanto al mal olor que deja, y que —por desgracia— puede percibirse a distancia, no iba errado un viejo campesino italiano que resolvía el «problema» afirmando que, si todo el mundo comiera ajos, su salud se vería beneficiada y nadie se daría cuenta de su mal olor.

Las propiedades del ajo que han permanecido en la fitoterapia actual son, ante todo, las hipotensivas y cardiovasculares, así como las antisépticas del intestino y las expectorantes. Además, se le reconoce una notable acción hipoglicémica y antidiabética. Aún hoy, como hace siglos, el ajo es muy estimado como preventivo de epidemias, especialmente si son de origen infecciosa.

Albahaca
Ocymum basilicum

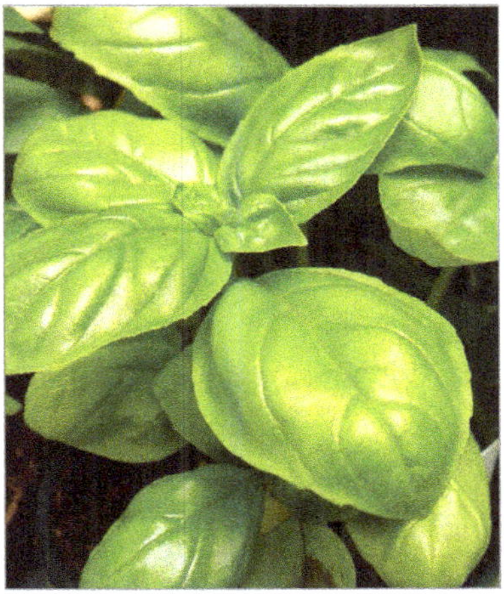

Planta anual, de tallo recto, perteneciente a la familia de las labiadas, originaria de la India aunque muy corriente en toda Europa y España, donde se cultiva de manera intensiva. Crece en matorrales de abundantes hojitas con un bonito color verde brillante, ovaladas, lampiñas; las flores, blancas, crecen en la axila de las hojas.

La albahaca es una de las plantas más empleadas, no sólo en la cocina (gracias a su aromático perfume), sino también en medicina, sobre todo su aceite esencial. Este último contiene sustancias excitantes, por lo que se utiliza para estimular la actividad gastrointestinal, sobre todo en personas que padecen gastritis, enfermedad que suele estar acompañada de diversos trastornos (digestión difícil, calambres estomacales, catarro intestinal y flatulencia).

La esencia de albahaca, antiséptica, tiene propiedades anticatarrales, y facilita también la expectoración. En infusión, la planta se emplea contra el mal aliento, para realizar enjuagues orales tras la limpieza dental y como loción para combatir la caída del cabello.

Por su aroma y sus méritos gastronómicos y terapéuticos excepcionales, fue considerada en su momento como una planta sagrada. En la Edad Media, se le atribuían poderes mágicos y formaba parte de filtros y pociones. En cualquier caso, bastaba una macetita de albahaca en el alféizar de la ventana para mantener alejados de la casa y de las personas que la habitaban las desgracias y enfermedades. El nombre de la planta, así como ocurre con otras que fueron descubiertas en el periodo del máximo esplendor de la era clásica, se debe a una leyenda: resulta que una ninfa del cortejo de Diana, conquistada por el aroma de la albahaca, quiso conservar una ramita para sí. Cuando las hojitas tiernas estaban a punto de caer, la ninfa fue raptada por uno de los tiranos del lugar, pero el perfume de la planta guió a su compañera hasta el lugar donde estaba prisionera y la pudo rescatar. La ninfa se llamaba Basileia y, en recuerdo del gran servicio que le prestó, se decidió bautizar la planta con su nombre (*basilicum*, albahaca).

Unos siglos más tarde, Plinio *el Viejo* (23-79 d. de C.), recomendaba la albahaca para combatir la epilepsia, mientras que san Bernardo, aislado en un monasterio durante largos meses, la utilizaba para vencer ciertos trastornos nerviosos como la tensión y el miedo al mundo exterior.

Con todo esto vemos que se trata de una planta que era alabada no sin razón por nuestras abuelas en la cocina y la farmacopea, por sus propiedades aromáticas, digestivas y antisépticas que siempre le han sido reconocidas.

Alcanforero

Cinnamomum camphora

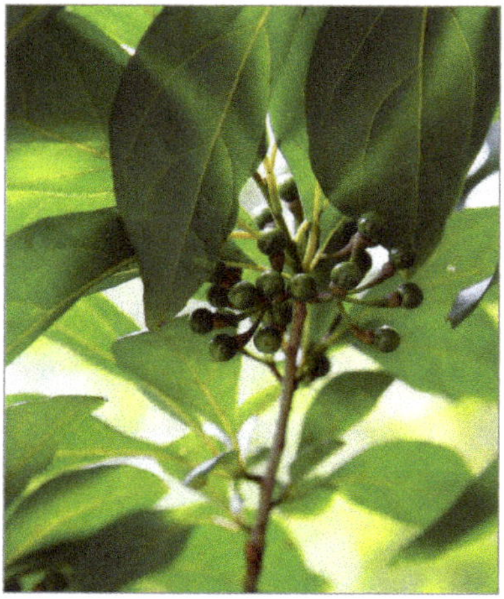

Originaria de Japón y China, es una planta de gran tamaño, de cuya corteza rallada se obtiene el alcanfor, el cual, además de un potente antipolilla, posee cualidades antisépticas, estimulantes y excitantes. Hoy en día el aceite alcanforado que se extrae de la planta se emplea como un estupendo tónico del corazón, aunque debido a su potente acción, sólo el médico está autorizado para prescribir las dosis más apropiadas y el uso que debe hacerse de él.

Los cubitos de alcanfor puro que se encuentran en el mercado se emplean en la farmacopea familiar para masajes y fricciones. Disuelto en vinagre puro y alcohol de 90°, sirve además para preparar cataplasmas contra el reumatismo. Si se vierte una cantidad muy pequeña en aceite de ricino, tras calentar la mezcla al baño María, previene y combate los sabañones, si se emplea para friccionar vigorosamente las partes afectadas.

Altea
Althaea officinallis

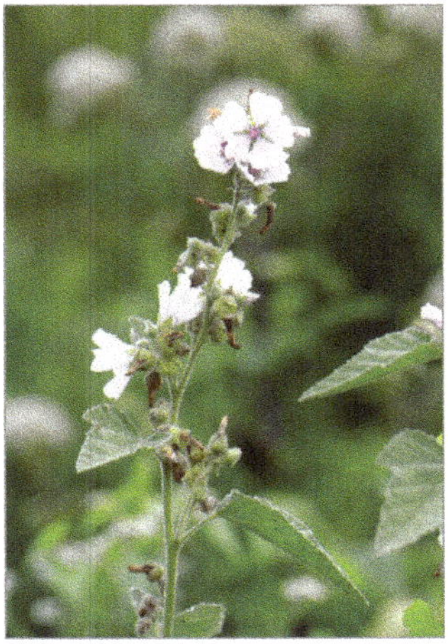

Planta perenne de la familia de las malváceas, con raíces largas y blancas por dentro, y con una corteza fibrosa. El tallo es recto, de casi un metro de altura; las hojas son lobuladas, y las flores rosadas. Raíces, hojas y flores contienen altos índices de mucilados, con propiedades emolientes y expectorantes. Florece entre mayo y finales de septiembre.

La altea está relacionada con la leyenda de Meleagro, hijo de Altea y de Oineo, señor de Calidón. Meleagro mató un enorme jabalí que le había mandado Artemis, ofendida porque el rey no había realizado sacrificios en su honor. Sin embargo, la piel del animal suscitó una áspera contienda entre dos pueblos vecinos: los etolos y los curetos. Meleagro se alineó en el bando de los primeros y fue el principal artífice de la victoria aunque, en la lucha, mató a un hermano de su madre; esta cogió un tizón ardiente que guardaba desde el nacimiento del hijo, lo arrojó al fuego y, en ese instante, Meleagro murió.

La madre se arrepintió enseguida y lloró desesperada, hasta que, de la tierra empapada por sus lágrimas, surgió la plantita. La leyenda basta para demostrar que la planta y sus propiedades eran conocidas aún antes de Homero, que la cantó en su mito.

Teofrasto, en el siglo IV a. de C., la prescribía contra la tos; Plinio *el Viejo* la recomendaba a las mujeres próximas a dar a luz porque actuaba como sedante específico y, durante la baja Edad Media, era la planta por excelencia la fiebre y la jaqueca.

Androsemo
Hypericum perforatum

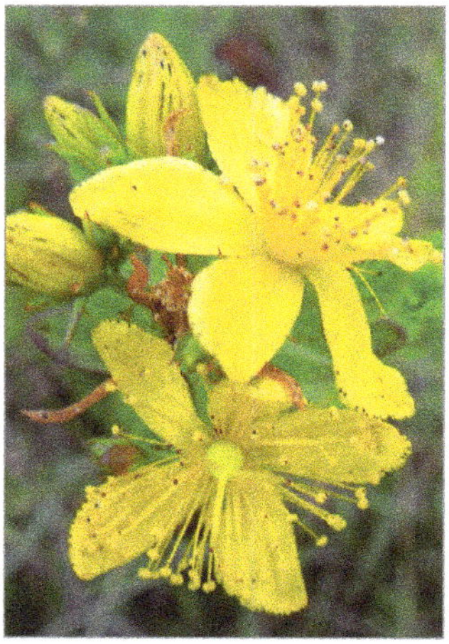

Planta perenne de la familia de las gutíferas, con tallo rígido y ramoso, de hasta 80 centímetros de altura; las hojas se presentan dispuestas de dos en dos, una contra otra; las flores son amarillas doradas, con pétalos en estrella, agrupadas en espigas en la sumidad de las ramas. Sus hojas contienen un aceite volátil retenido por unas glándulas minúsculas que se hallan en el tejido foliar. Florece de junio a agosto. Crece en cualquier parte, si bien en las montañas es sumamente común.

El androsemo, citado por los griegos sobre todo para curar las heridas profundas, tuvo en la Edad Media la curiosa reputación de «hierba encantada». Servía para expulsar al demonio del cuerpo de los poseídos y para alejar los espíritus malignos del hogar. En las fiestas de san Juan, se solía colgar una ramita en el umbral de las casas para mantener a raya a cualquier demonio o ser maléfico. De hecho, en ciertos países el androsemo recibe popularmente el nombre de *hierba de san Juan*.

Una vez concluida la Edad Media, fue la medicina quien se dispuso a enumerar y hacer públicas las múltiples propiedades de esta planta. Así, se le reconocieron sus preciosas virtudes para cicatrizar las heridas por corte, de curar —además de las heridas— las contusiones y de aliviar los ataques de ciática.

El tanino y el aceite esencial que contiene son dos excelentes medicamentos externos contra la inflamación y la irritación de la piel.

La infusión de sus hojas es descongestionante de las vías respiratorias, equilibrador de la digestión y depurador del intestino; es conocido, además, como vulnerario de ulceraciones inflamadas, quemaduras y llagas purulentas.

Aún hoy permanecen vigentes sus propiedades; por vía interna, todavía se utiliza como balsámico y antiinflamatorio de los bronquios y las vías genitourinarias.

Por último, para quien gusta de los digestivos de alto contenido alcohólico, he aquí un aguardiente que se prepara dejando en infusión durante 15 días 50 g de hojas de androsemo y medio limón en 1 litro de aguardiente. Transcurrido este tiempo, se filtra, se le añaden 100 g de azúcar y se bebe después de las comidas, en sustitución del café.

Angélica

Angelica archangelica

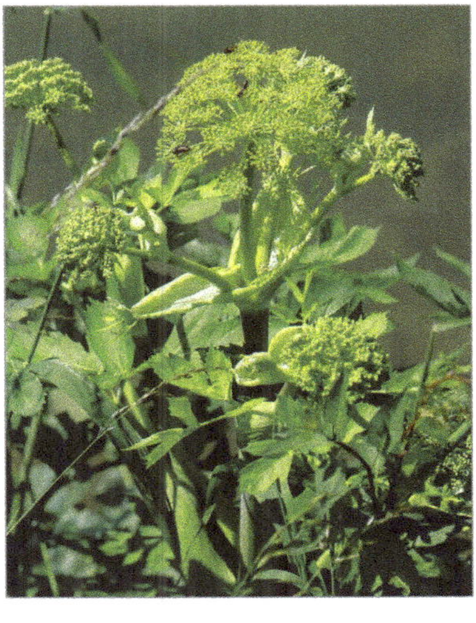

Pertenece a la familia de las umbelíferas y es la más común de las 50 especies que la componen. Es una planta de gran tamaño, perenne y con las hojas dentadas; las flores, planas y agrupadas en umbelas, son de un color blanco verdoso.

En España, así como en el resto de Europa, por lo general se cultiva, y no suele crecer de manera espontánea.

Los tallos y los peciolos de las hojas, grandes y vacíos, se utilizan en pastelería.

La *Angelica silvestris* es similar a la primera, crece de modo espontáneo en lugares frescos y sombreados y florece en primavera. La recolección de los peciolos se efectúa de junio a septiembre.

Las semillas tienen la propiedad de estimular el apetito.

Las numerosas propiedades medicinales de la angélica son el testimonio de su propio nombre, que se le confirió en reconocimiento de su alto poder terapéutico: la leyenda cuenta que la planta había sido ofrecida a los hombres por los ángeles.

El perfume de la angélica, que recuerda un tanto el de la miel, es suave y penetrante. Las escasas plantas que crecen en estado silvestre se identifican con facilidad precisamente por su perfume.

En la historia de la herboristería, la angélica ocupa un lugar especial. Durante la Edad Media, magos y brujos la utilizaban para preparar ciertos filtros mágicos; ya en el Renacimiento, Paracelso la empleó para curar algunas formas de peste particularmente nefastas. Cuando en el año 1630 se declaró en Milán una gran epidemia de peste, muchos de sus habitantes —según cuentan las crónicas de la época— confiaron en la angélica para evitar el contagio, y no hay duda de que el remedio funcionó más por las virtudes naturales de la planta que por los poderes mágicos que se le atribuían.

En los países nórdicos, donde crece de forma espontánea, nunca se ha dejado de recurrir a ella. Junto a su empleo habitual, sobre todo como un agradable digestivo, también se usa para elaborar dulces y su peciolo se carameliza y se comercializa como confite.

Un auténtico capricho de dioses, sobre todo durante los fríos meses de invierno, es el ponche de angélica: en 1 litro de agua hirviendo se vierten 80 g de raíces desecadas y desmenuzadas. Se le añaden unos 40 g de aguardiente genuina. Se bebe hirviendo para facilitar la digestión y para disfrutar de un sueño profundo y sereno.

Las propiedades aromáticas, antisépticas, digestivas y estimulantes de esta planta aún se aprovechan hoy.

Aquilea o milenrama
Achillea millefolium

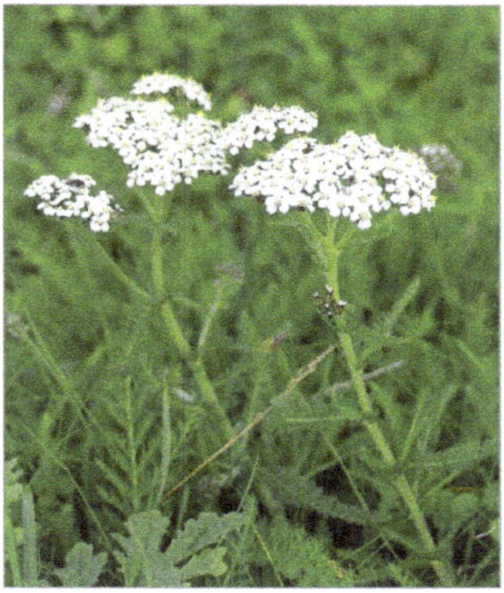

Hierba rizomatosa que pertenece a la familia de las compuestas. Posee unas cabezuelas en corimbo compuesto, tallo recto, hojas bipinnadas de las que se deriva su nombre de milenrama, de un color vivo, flores blancas y rosas en umbela. Sus pequeños frutos tienen un gusto amargo y se utilizan en la preparación de licores digestivos. La aquilea crece de forma espontánea a lo largo de arroyos y zanjas, así como en zonas herbosas.

El nombre de esta planta, conocida y apreciada sobre todo en el mundo clásico, le fue atribuido en la Antigüedad: significa literalmente *planta de Aquiles*; el mito cuenta que con ella Aquiles curó a su amigo Telefo, herido gravemente en una batalla. Telefo se curó y la hierba pasó a formar parte no sólo de la mitología sino también de la farmacopea, sobre todo en su vertiente vulneraria.

En cualquier caso, la aquilea posee muchas otras virtudes: el aceite esencial, el tanino y la insulina, que forman parte de sus principios activos, le confieren propiedades antiespasmódicas y depurativas.

En otro tiempo era cultivada en jardines y huertos con objeto de tenerla siempre al alcance de la mano en caso necesario. Está considerada como un óptimo remedio contra las ragadías de los senos, al no tener contraindicaciones; es más, por lo que parece su ligero perfume aromático no desagrada al bebé cuando mama.

Fue uno de los remedios más utilizados por la célebre Escuela de Salerno, que aconsejaba mezclar y amasar aquilea con un poco de miel virgen para combatir el vómito. Avicena, ilustre médico que vivió en el siglo XI, empleaba la raíz de aquilea reducida a polvo para curar las erupciones de la piel y cicatrizar rápidamente las llagas de cualquier clase.

Hoy en día, en los laboratorios farmacéuticos se estudian a fondo las propiedades de la aquilea para aprovecharlas en el campo médico; sin embargo, resulta difícil entender por qué hay que manipular artificialmente un fármaco que la naturaleza nos ha puesto al alcance de la mano, mediante procesos químicos, con el riesgo de perder alguna o todas sus virtudes.

En cualquier caso, en la fitoterapia actual aún se aprovechan las propiedades que descubrieron nuestras abuelas, cuales son sus virtudes calmantes para uso externo e interno, así como tónicas, estomáticas y antiespasmódicas.

Árnica
Arnica montana

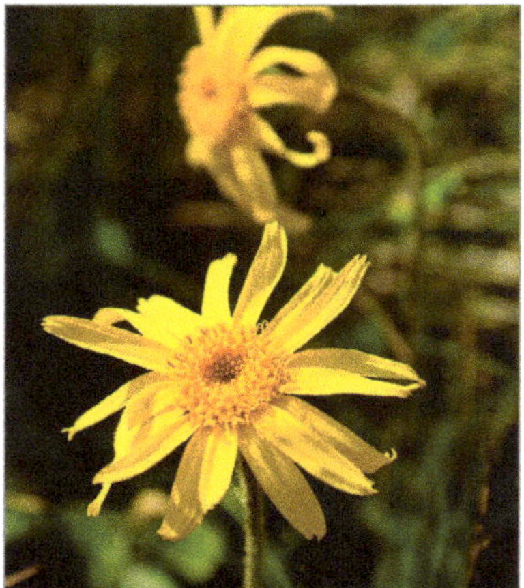

Es una de las plantas más comunes de nuestras latitudes. Crece en las zonas montañosas, en pastos y prados, aunque no es raro hallarla incluso en llanuras. Planta herbácea perenne de la familia de las compuestas, con hojas radicales en roseta; del tallo, recubierto de una leve pelusilla, parten dos hojas lanceoladas y, más arriba, se encuentran las flores, de color amarillo-anaranjado, en forma de margarita. Florece de mayo a agosto.

Esta planta, sumamente útil por sus propiedades medicinales, puede provocar trastornos tóxicos si se ingiere en dosis muy altas, por lo que es preferible emplearla sólo en uso externo. En la farmacopea de nuestras abuelas se utilizaba ampliamente en tintura, para curar cardenales y contusiones.

En efecto, el árnica (su flor, para ser más exactos) posee la propiedad de hacer reabsorber la sangre y los derrames debidos a golpes y contusiones. Desde esta perspectiva, el árnica ha sido muy valorada por médicos y herboristas, aunque descuidaran otros propiedades que puede presentar. Así, por ejemplo, reducida a extracto y mezclada con miel pura, es el mejor remedio para curar el acné y los forúnculos. Aparte de sus cualidades en medicina natural, el árnica también ha sido empleada por algunos pueblos como tabaco de pipa. Su ligero perfume amargo-aromático parece prestarse bastante bien a este fin y los montañeses sostienen que resulta bastante menos perjudicial que el tabaco, más agradable y, al mismo tiempo, evita la formación de catarros de bronquios y de tráquea. Hay quien ha llegado a afirmar que un dedo de tintura de árnica, llevada encima en una botellita, quita las ganas de fumar.

En fitoterapia son muy conocidas las propiedades antiequimósicas y anticontusiones, tanto de sus flores como de sus raíces.

Arraclán
Rhamnus frangula

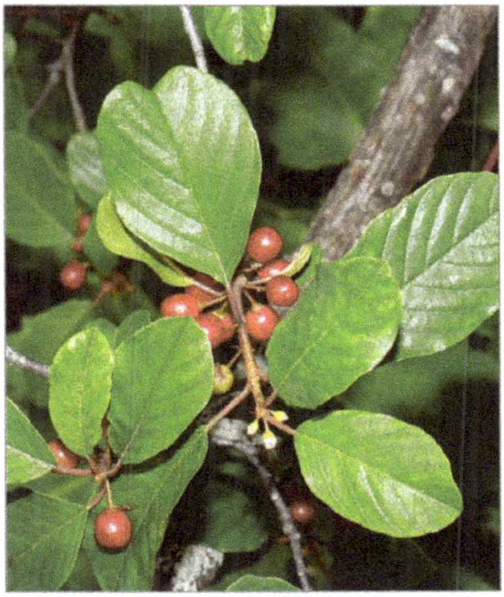

Arbusto de las ramnáceas, con hojas esparcidas y elípticas, pequeñas flores amarillas verdosas y cuyo fruto es una drupa negra. Tallo recto, de un metro de alto más o menos, revestido por una corteza blanda. Crece en toda Europa, en lugares boscosos, especialmente en el norte.

Contiene diversos glucósidos, de los que el más conocido es la frangulina, un laxante muy eficaz, a cuya acción purgante añade la ventaja de no irritar el intestino. Especialmente indicada como purgante para niños, puesto que no provoca adicción, el arraclán se suele administrar en forma de jarabe, que se prepara mezclando 10 g de extracto fluido de jarabe de arraclán con 100 g de jarabe de naranjo y 50 g de jarabe de sen. Nuestras abuelas, atribuían a esta planta propiedades depurativas, colagogas y reguladoras del intestino.

Además, el arraclán se empleaba para mantener la línea y en la actualidad forma parte de costosos preparados adelgazantes.

Artemisa
Artemisia vulgaris

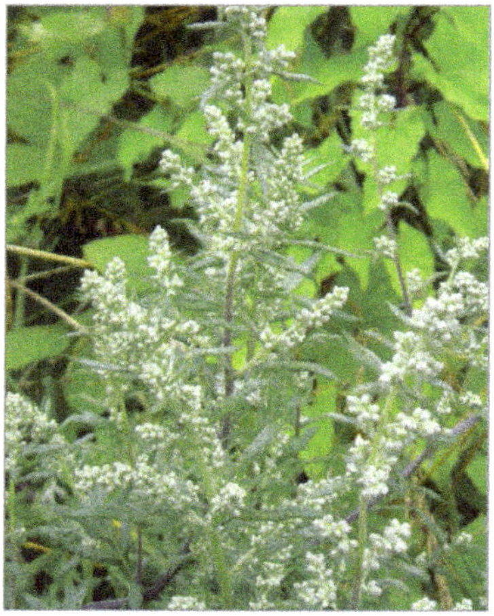

Planta herbácea perenne, de un metro de altura más o menos, de la familia de las compuestas. Flores amarillas, agrupadas en espigas, y recubiertas de una leve pilosidad; hojas de color verde claro. Florece en verano, y crece en las paredes, los setos, los prados y entre los escombros. Muy común en el norte y centro de España, desprende un suave aroma similar al del ajenjo. Además de sus usos terapéuticos, la artemisa se emplea en la fabricación de licores.

El bonito nombre que recibe esta planta se deriva de Artemisa (la Diana de la mitología romana), la diosa cazadora de la Antigüedad, protectora de las mujeres y de sus enfermedades. Regulaba el ciclo menstrual y ayudaba en los partos difíciles.

Sea o no cierto, los grandes sabios de la Antigüedad consideraban que esta planta era la que mejor combatía los típicos trastornos femeninos; en efecto, tiene propiedades antiespasmódicas, por lo que atenúa las contracciones del útero. En cualquier caso, la artemisa, en todos sus usos, está contraindicada durante la lactancia, ya que confiere a la leche un sabor desagradable.

Ha sido recomendada para curar la epilepsia o el baile de san Vito, para evitar las náuseas y mitigar ciertas neuralgias persistentes, y se le han atribuido incluso virtudes mágicas. Hubo una época en la que se creía que llevar encima, en contacto con la piel, un ramito de artemisa era suficiente para volver al que la llevaba insensible al cansancio.

En la farmacopea de la abuela, la artemisa aparecía indicada para muchos usos, aunque hay que emplearla en pequeñas dosis (nunca superiores a 60 g).

En la actualidad, esta especie se utiliza con mucha frecuencia, además de como aromatizante y amargante, como estimulante del apetito.

Bardana
Arctium lappa

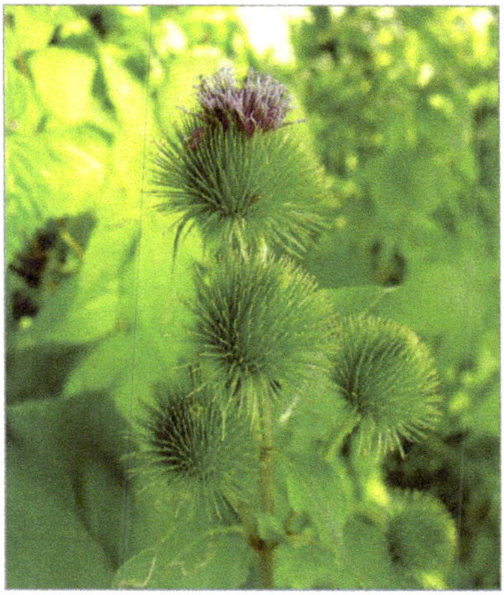

Hierba perenne de la familia de las compuestas, con una raíz de gran tamaño, grandes hojas radicales ovaladas y flores de color rojo púrpura; de un metro de altura, más o menos, posee unas cabezuelas prácticamente esféricas.

Las raíces contienen ácido tánico y mucílagos. Crece en toda Europa y, por tanto, abunda también en España, sobre todo en terrenos áridos, incluso cerca de núcleos habitados. Florece en verano.

Posee principalmente propiedades depurativas y cicatrizantes. Virgilio, en sus *Bucólicas*, señala el hecho de que la bardana se multiplica con enorme facilidad hasta el punto de llevar a la extinción a la hierba de forraje; asimismo, recuerda sus cualidades terapéuticas. Durante mucho tiempo, fue el único remedio contra la sífilis, hasta el punto de que aparece en documentos históricos el episodio del rey de Francia, Enrique III, que fue curado de esta infección gracias a esta planta.

El mismo médico de la corte, como señalan otros textos, obtuvo a continuación más de una curación de la sífilis con el mismo vegetal. Por sus propiedades, la bardana es la medicina por excelencia contra los forúnculos y el acné. Este uso también está atestiguado desde tiempos antiguos, y lo encontramos en el precioso recetario de nuestras abuelas.

Las hojas, la única parte de la planta que se emplea en la farmacopea, son óptimas si se consumen —jóvenes— en ensalada. Las raíces frescas, cortadas en rodajas y condimentadas con mantequilla, resultan un plato de sabor agradable.

Hasta no hace muchos años, la bardana se utilizaba, además, junto con otros ingredientes, para aclarar la piel. Hoy en día no se valora el tener la piel blanca como la leche, y esta receta ha caído en el olvido.

Sin embargo, aún se utiliza contra los forúnculos y como depurativo por vía interna.

Belladona

Atropa belladonna

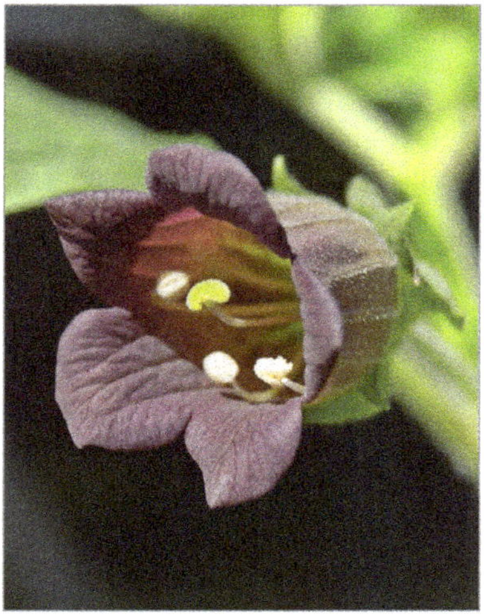

Se trata de una planta perenne que tiene la raíz carnosa, perteneciente a la familia de las solanáceas. Mide aproximadamente un metro de altura, tiene el tallo recto y ramificado en su parte superior, hojas grandes y las ramas presentan otra hoja más pequeña y una flor de corola tubulosa que tiene color amarillo violáceo. El fruto es una baya de color negro violácea. La belladona es una planta rica en alcaloides (atriopina, etcétera).

Crece en el continente europeo, en las regiones de Asia occidental y también en los países de África del norte. En España puede encontrarse en los bosques de montaña y abunda especialmente en la cuenca mediterránea.

Venenosa si se emplea sin tino, la belladona es bastante útil en la farmacopea. En pequeñas dosis, nuestras abuelas usaban las raíces de la planta en flor para preparar una decocción y un polvo muy eficaces contra el asma bronquial y los espasmos intestinales.

Alrededor de la belladona, considerada antiguamente como una planta mágica, han florecido mil historias y leyendas. Magos y brujos la empleaban para sus misteriosos filtros y su fama era tan terrible que nadie se habría atrevido a dormir a su lado o dejar que creciese junto a su casa, dado que —por lo que se contaba— bastaba con su presencia y el olor que desprende para envenenar al hombre.

Lo que sí es cierto es que, si en una distracción, a alguien se le ocurriera masticar una baya de belladona, de inmediato presentaría síntomas de envenenamiento; en tal caso, se precisaría la intervención del médico lo más rápidamente posible y, mientras esta no se produjera, se aconseja provocar el vómito, ingerir alcohol, café, aplicar compresas frías en la nuca y activar la circulación sanguínea masajeando las extremidades con energía.

En cualquier caso, a pesar de que todos estos peligros son innegables, la belladona es una planta de suma utilidad para la medicina, que aprovecha sus esencias no sólo en farmacia sino también en la práctica oftalmológica.

Sea como fuere, para evitar cualquier problema es preferible no incluirla en la farmacopea familiar, a menos de que se trate de recetas que sean muy conocidas y que, a la vez, hayan sido ampliamente experimentadas.

En el ámbito de la utilización familiar ha permanecido casi exclusivamente el aceite analgésico y antirreumático, que se prepara en la farmacia.

Betónica
Betonica officinalis

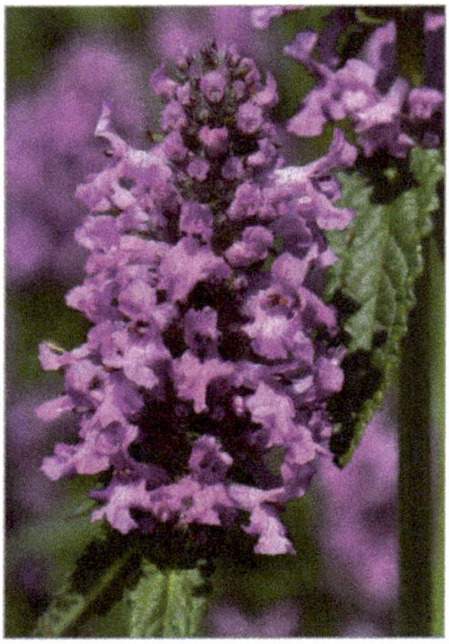

Planta perenne, de las labiadas, con el tallo recto cubierto de pilosidad, hojas ovaladas oblongas y flores rosas violáceas en falsa espiga. La floración se produce en verano. Crece en los pastos y bosques de Europa y en los parajes umbrosos del norte y el centro de España.

Sus propiedades son conocidas desde la Antigüedad, y se utilizaba para combatir los dolores de estómago, si bien en la farmacopea familiar se aprovechaba para curar otras enfermedades de los riñones y los pulmones, así como para cicatrizar úlceras y llagas. En referencia a las numerosas ventajas de esta planta, se acuñaron las frases: «Tienes más virtudes que la betónica» o «Es más conocido que la betónica», expresiones populares de origen remoto.

Se sabe a ciencia cierta que la betónica fue tenida muy en cuenta durante el Imperio romano. El médico de Augusto nos ha legado todo un tratado sobre esta planta, que es un auténtico canto a sus propiedades. Señalemos algunos de sus múltiples usos: ayuda en los partos difíciles, actúa como sedante en las crisis asmáticas, y es cicatrizante, estornutatoria, etc.

Dioscórides, en el primer siglo de nuestra era, recomendaba su uso y Galeno sostenía que quien llevase una de sus ramas encima se vería a salvo de accidentes y percances.

Es mérito de nuestras abuelas el haber devuelto a la luz a la betónica, incluyéndola en recetas concretas contra trastornos perfectamente caracterizados, sobre todo relacionados con las vías respiratorias. Como prueba de estas cualidades específicas, se sabe que en una época no muy lejana la betónica se fumaba en lugar del tabaco, y quien la empleaba solía verse liberado de los típicos cuadros catarrales.

Bolsa del pastor
Capsella bursa-pastoris

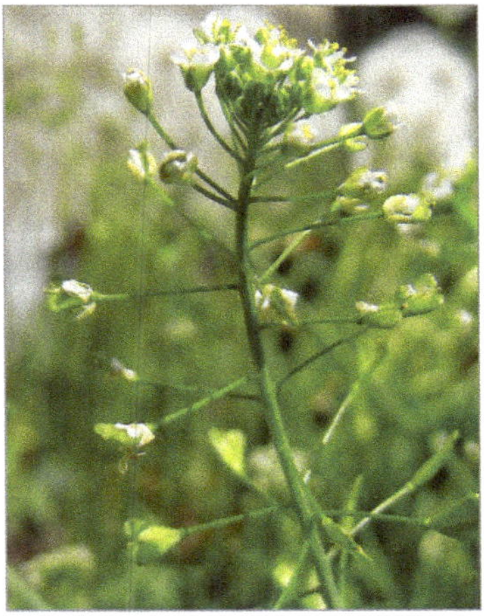

Planta anual de la familia de las crucíferas; sumamente común en bosques, prados y setos, se encuentra fácilmente por toda la península ibérica. Tiene unos 60 centímetros de altura, tallo ramoso, hojas radicales dentadas dispuestas en roseta sobre el terreno y otras lanceoladas en las ramas; flores blancas, pequeñas, agrupadas en racimos en la sumidad. Sus frutos son unas pequeñas bayas verdes, de forma triangular, que contienen semillas rojizas. Florece desde la primavera hasta el invierno.

El curioso nombre de esta plantita se deriva de la forma de las semillas, similares a ciertos zurrones que los pastores llevaban al hombro.

Sus propiedades han sido bien conocidas y apreciadas en todas las épocas; aún hoy se utiliza en la preparación de medicamentos por sus cualidades hemostáticas y astringentes.

Es una de las plantas más comunes de nuestras latitudes y en el recetario de la abuela suele aparecer, principalmente, para regular o curar los trastornos femeninos. Sus propiedades son conocidas desde la época de los faraones: se conserva una tablilla de finales del Imperio egipcio que describe cómo se cortaban las hemorragias nasales aplicando hojas machacadas de bolsa del pastor.

De esta planta también se ocupó, en 1500, el célebre Paracelso y, a continuación, el médico de la corte de Carlos I de Inglaterra la utilizó para tratar al monarca. Dejó escrito que, con la administración intensiva de este vegetal, había logrado curar más de un caso de cólico nefrítico en personas reacias a otros tratamientos.

A principios del siglo XVIII, cuando la Ilustración se disponía a disipar las «tinieblas» medievales, se cuestionó la eficacia de esta planta (al igual que ocurrió con otras muchas plantas medicinales hasta entonces vigentes), pero consiguió salir airosa; es más, se le atribuyeron, otras cualidades nada desdeñables: tónico general y excelente depurativo.

De este modo, la vieja sabiduría popular fue aceptada con todos los honores por la medicina oficial.

Muy apreciadas por la fitoterapia moderna son también sus propiedades antihemorrágicas y reguladoras del flujo menstrual, ya que la bolsa del pastor consigue ralentizarlo o incluso hacerlo desaparecer.

Borraja
Borrago officinalis

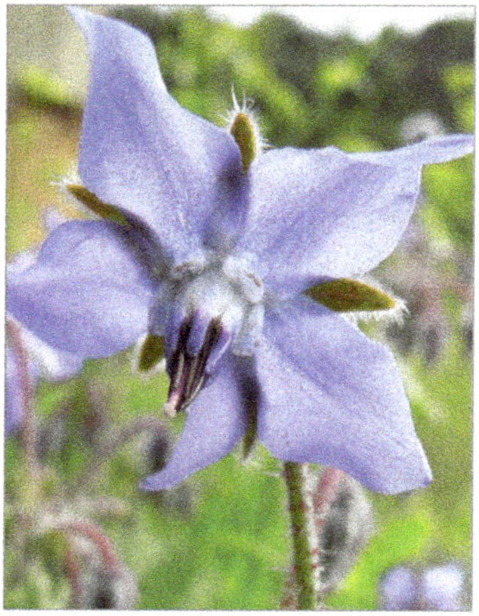

Planta anual de la familia de las borragináceas, crece de forma espontánea en setos, paredes y escombros.

Posee hojas ovaladas, grandes y ásperas, y flores azules.

Originaria de la cuenca del Mediterráneo, se extendió por toda Europa. Se cultiva en los huertos por la bondad de sus hojas, que se comen en ensalada, crudas o cocidas.

Es bastante conocida por sus virtudes medicinales en los pueblos de todas las regiones españolas. En realidad, la borraja es un remedio muy eficaz contra todas las enfermedades por enfriamiento, así como un óptimo coadyuvante en el tratamiento de las inflamaciones de la vejiga e intestinales.

Precisamente, en la Antigüedad se empleaba en las curas contra gripes y resfriados como potente sudorífero. La Escuela de Salerno, primero, y el médico renacentista Mattioli, después, la prescribían para las afecciones coronarias. Ambas propiedades medicinales parecen estar incluidas en el nombre de la planta, la cual, según ciertas fuentes, habría sido dada a conocer en España por los árabes, quienes la llamaban *abourash*, es decir, «planta del sudor»; según otras, se deriva del latín vulgar como degeneración de la frase *cor ago*, es decir, «estimulador del corazón». Sea como fuere, los dos orígenes etimológicos definen bien sus propiedades. En la farmacopea de la abuela, esta planta aparece empleada en forma de decocción para combatir toses y bronquitis, así como para combatir la nefritis y la gota; en estos recetarios, también, encontramos algunas recetas alimentarias que tienen como ingrediente principal a esta planta.

Para conseguir una óptima cura desintoxicante, lo mejor sería recolectar las hojas tiernas en primavera y preparar con ellas, mezcladas con berros y achicoria, un zumo depurativo.

La medicina vegetal moderna ha confirmado las propiedades emolientes y sudoríferas de la borraja.

Brionia
Bryonia dioica

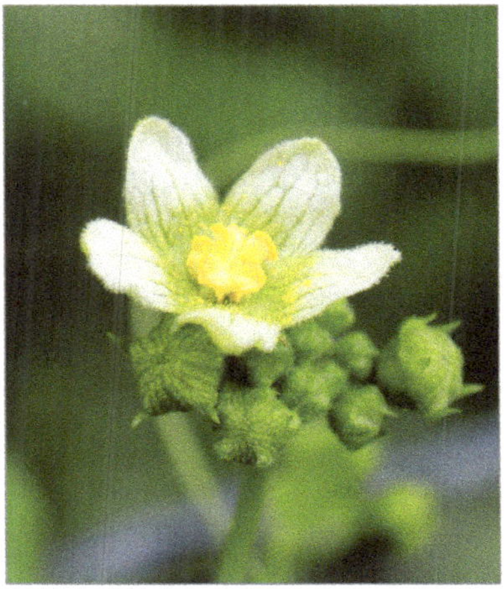

Planta perenne, con una raíz de gran tamaño, perteneciente a la familia de las cucurbitáceas. Hojas ásperas, trepadoras; flores amarillas verdosas, y pequeños frutos rojos. Frecuente en España, en setos y montes; florece entre abril y junio. Tiene propiedades laxantes, diuréticas, vermífugas y revulsivas. La raíz, que es venenosa, se utiliza en dosis diminutas (tras haberla desecado) en la farmacopea. Ya los egipcios, grandes médicos y sabios, usaban la brionia de manera habitual, mezclada con otras hierbas y productos en muchas preparaciones, tanto para liberar el intestino como para curar la ictericia.

Dioscórides, atento botánico además de médico ilustre, describe la brionia en su *Tratado médico* y el romano Plinio *el Viejo* recupera el tema en la *Historia natural*, obra única en su tiempo. Durante toda la Edad Media, y aun más allá, fue el remedio más socorrido para curar la hidropesía y la ictericia, y se le reconocieron propiedades eméticas, vermífugas y, sobre todo, purgantes.

En los campos de la Provenza se emplea como purgante de efecto seguro, de una forma tan original como eficaz: se practica un agujero de unos 5 centímetros de diámetro en la raíz de la brionia y se rellena de azúcar; se deja reposar hasta que el azúcar se vuelve líquido y se convierte en un jarabe (absorbiendo como es lógico muchos de los principios activos que contiene la raíz). De este líquido se toman un par de cucharaditas cada día, hasta que el intestino está perfectamente regulado, lo que suele ocurrir al cabo de pocos días, sin dolor ni inconveniente alguno.

Aún hoy se le reconocen estas propiedades purgantes.

Cálamo aromático

Acorus calamus

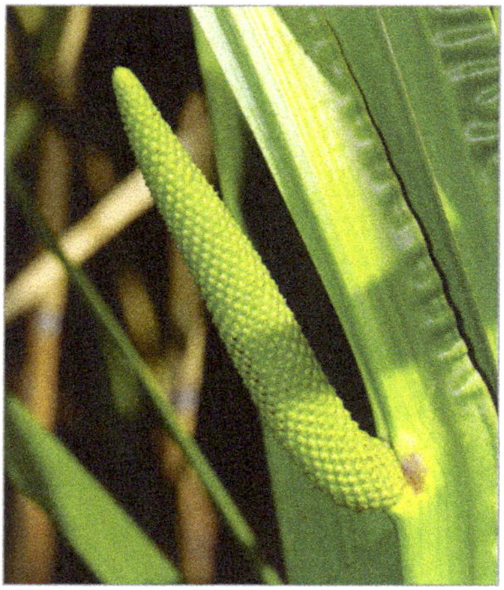

Planta perenne con rizoma rastrero ramificado, perteneciente a la familia de las aráceas. Hojas en forma de espada, que alcanzan hasta más de un metro de altura y que se reúnen en una espléndida mata. El tallo es triangular y casi en el ápice presenta una inflorescencia verdosa. El fruto es una baya con unas pocas semillas.

Originaria de las Indias orientales, hoy en día ya se encuentra por casi toda Europa.

En nuestro país crece de manera espontánea en zonas pantanosas. Su rizoma contiene una sustancia amarga y un aceite esencial, un líquido amarillo y aromático, compuesto por varios terpenos.

Se utiliza en perfumería, para la elaboración de perfumes, y en medicina, para baños estimulantes y fricciones antirreumáticas.

Fue Dioscórides, médico de Nerón, quien habló por primera vez de esta planta, por aquel entonces muy rara, la cual constituía en su opinión el mejor depurativo tanto de la bilis como de la vejiga.

Durante mucho tiempo, el cálamo aromático cayó en el olvido, y dejó de utilizarse, acaso porque es necesario utilizar siempre la planta fresca (si no, ya no presenta estas propiedades beneficiosas).

A principios del Renacimiento, volvemos a hallar el cálamo descrito en un tratado de herboristería de un escritor anónimo de la Toscana donde, junto a las virtudes que le habían sido reconocidas por el médico griego, se describen muchas otras: aperitivo, tónico, digestivo, purificante, etc. Además, se señala su uso en la preparación de ungüentos y perfumes, ya que —como indica su propio nombre— el cálamo posee un agradable aroma.

Se desconoce quién y en qué época descubrió que constituía un remedio excelente para curar la anemia del vacuno; es probable que se empleara desde tiempo inmemorial, aunque permanecía inédito lejos de los círculos rurales a causa de la limitación de las zonas en las que la planta puede arraigar y desarrollarse.

Todavía otra aplicación de las hojas del cálamo, consiste en aplicarlas sobre las sienes inmediatamente después de desprenderlas del tallo porque llevan a cabo una acción relejante y alivian la tensión nerviosa.

Es preferible evitar su uso por vía interna, a causa de su presunto efecto alucinógeno.

Caléndula
Calendula officinalis

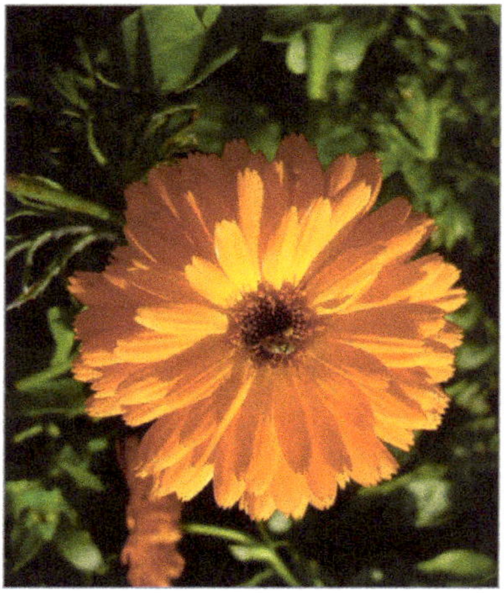

Planta perenne de la familia de las compuestas, que crece por toda la cuenca mediterránea y se cultiva con frecuencia para embellecer jardines y parterres. Tallo recto, de color verde, recubierto de pilosidad; hojas ásperas, lanceoladas; flores amarillas agrupadas en cabezuelas. Su nombre deriva de la palabra latina *calendae*, que le fue dado por los romanos porque florece todos los meses desde el principio de la primavera hasta finales de otoño.

Se utilizaba, fresco, en compresas y cataplasmas sobre todo, con distintos fines (regula las menstruaciones difíciles, empleado en decocción; previene y cura sabañones, verrugas y quemaduras si sobre la parte afectada se aplican hojas frescas machacadas, etc.). Sin embargo, desecado pierde muchas de sus cualidades medicamentosas.

Muy alabado en la Antigüedad, la caléndula cayó posteriormente en el olvido, aunque médicos y sabios nunca dejaron de recomendarla y apreciarla, sobre todo como depurativo del hígado.

En la actualidad podemos describir otras muchas propiedades terapéuticas de este vegetal: es sudorífera y diurética, antiinflamatoria y cicatrizante interna (úlceras, gastritis, etc.), cura resfriados, fiebres y gota, cálculos e ictericia.

En ungüento resulta particularmente activo para hacer supurar y eliminar los abscesos. Se prepara con el zumo recién exprimido de la planta, hervido durante un par de minutos en grasa de cerdo a razón de 10 g de zumo por 600 g de grasa. Se debe aplicar frío, cubriendo con una gasa.

Cardo santo
Cnicus benedictus

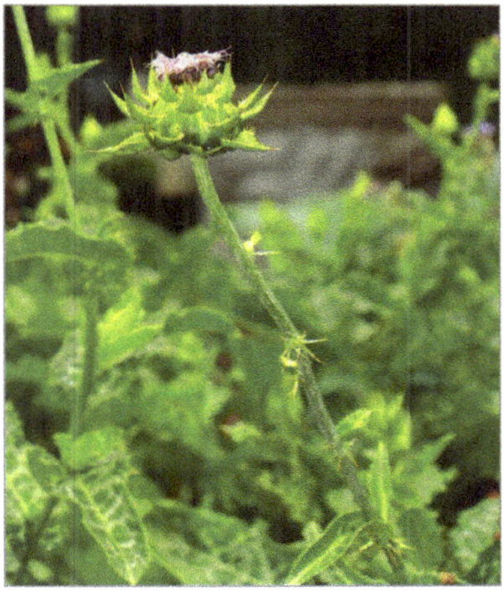

Planta anual perteneciente a la familia de las compuestas.

Mide entre 30 y 60 centímetros, y tiene un tallo piloso, hojas espinosas en los bordes, cabezuelas ovaladas recubiertas por unas brácteas de gran tamaño y flores amarillas tubulosas.

A pesar de tratarse de una especie mediterránea, no es muy frecuente en España. Se cultiva por sus hojas y sus frutos, que tienen propiedades tónicas, estomacales y febrífugas, debidas a una sustancia amarga, la cnicidina.

La planta era desconocida en la Antigüedad, por lo menos en el continente europeo.

Su clasificación y los diversos usos que se le dan son relativamente recientes.

Originaria de la India, fue importada a Europa en el siglo XV por los botánicos de la Escuela de Siena, quienes le dieron el nombre latino *cardo*, que significa puntiagudo.

El apelativo de santo se le añadió posteriormente, cuando se empezó a conocer la planta y se descubrieron las múltiples propiedades medicinales que contenía.

El emperador Federico III, al oír hablar del cardo santo como un remedio excepcional para combatir el dolor de cabeza (trastorno que padecía desde hacía tiempo sin haber hallado una medicina que lo aliviara), pidió que le fuera enviado un ejemplar para probarlo.

No quedan testimonios sobre la preparación y la dosis que el emperador utilizó de la planta, pero lo cierto es que sus dolores de cabeza desaparecieron y este rey se convirtió en el cantor más entusiasta de las virtudes de esta planta.

Es más, hay fuentes que señalan que fue el monarca quien, agradecido, le añadió el adjetivo *santo* al nombre original. Desde entonces, fue considerado como un remedio casi universal y se pretendía que curase la práctica totalidad de los trastornos.

Sólo en tiempos más recientes ha sido sometido a estudio, probado y catalogado como tónico, estomacal, sudorífero, antihemorrágico y vermífugo.

Durante la primera guerra mundial, un médico alemán, W. Bohn, lo utilizó como expectorante en caso de pulmonía, obteniendo excelentes resultados.

El vino de cardo santo, que se prepara poniendo a macerar en 1 litro de vino tinto recio y seco 25 gramos de flores y de hojas desecadas, es un agradable aperitivo y estimulante del apetito.

El cardo también ocupa un lugar en la heráldica: es la enseña de la Orden inglesa de San Andrés, a la que se debe el lema «Nadie puede molestarme impunemente», que hace referencia al carácter espinoso de la planta.

En la actualidad se utilizan sus propiedades depurativas, digestivas y tónicas.

Cebolla

Allium cepa

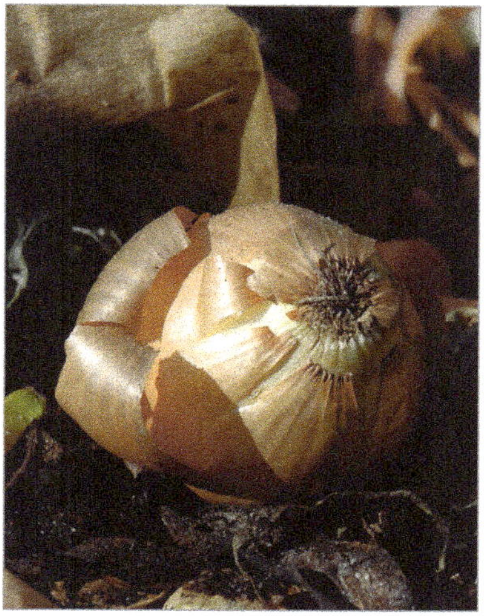

Planta de la familia de las liliáceas, al parecer originaria de Asia central. Posee un bulbo globoso, revestido de unas escamas blancas (túnicas); hojas cilíndricas; flores en umbela de color blanco verdoso. Se conocen de ella muchas variedades que se distinguen entre sí por la forma del bulbo o por el color de la túnica. En función de la especie, varía el periodo de recolección de los bulbos. Todas las variedades son comestibles y poseen múltiples virtudes terapéuticas: son diuréticas, antiescorbúticas, vermífugas, antidiabéticas y antisépticas.

En la farmacopea familiar, la cebolla se usa con profusión y excelentes resultados, también como emoliente, expectorante para curar infecciones intestinales, malas digestiones, estreñimiento, hemorroides, sabañones, picaduras de insectos y parásitos.

En su momento fue proclamada como el único talismán que posibilitaba rehuir el contagio de las grandes epidemias de peste y cólera; considerada milagrosa para alargar la vida, recomendada contra la obesidad y tenida por un afrodisiaco insuperable, se le atribuye incluso el mérito de hacer volver a crecer el cabello y mantenerlo saludable durante mucho tiempo, impidiendo la aparición de canas.

Este bulbo posee realmente unas propiedades terapéuticas excepcionales, a condición de que se ingiera en grandes cantidades y siempre crudo. Aun así, no todos los estómagos son capaces de tolerarla y, en porciones abundantes y frecuentes, prácticamente ninguno. Este es el motivo de que no podamos aprovechar todos sus beneficios y debamos conformarnos con disfrutarla mientras no nos cree inconvenientes en el organismo y, sobre todo, en el aparato digestivo.

Galeno, Plinio, Dioscórides, filósofos y botánicos cantaban sus virtudes en todas las épocas, y ha llegado hasta nosotros dentro de unos límites terapéuticos precisos aunque perfectamente válidos.

Para consumirla sin transtornar la digestión, la mejor manera es el vino de cebolla (300 g de cebolla cortada en lonchas muy finas, 100 gramos de miel y 500 gramos de vino blanco; dejar macerar durante 3-4 días, agitando el recipiente con frecuencia, filtrar y tomar 2 cucharadas antes de cada comida): cura la anemia, la fatiga física y mental, la hidropesía, las infecciones genitourinarias, los reumatismos, la artritis, la gota, el resfriado, la tos, etcétera.

La acción diurética y antiséptica de la cebolla, tanto en el plano gastrointestinal como en el uso externo, es hoy en día perfectamente reconocida; además, se le ha atribuido una acción antidiabética que nuestras abuelas ya habían intuido.

Centaura menor

Centaurium erythraea

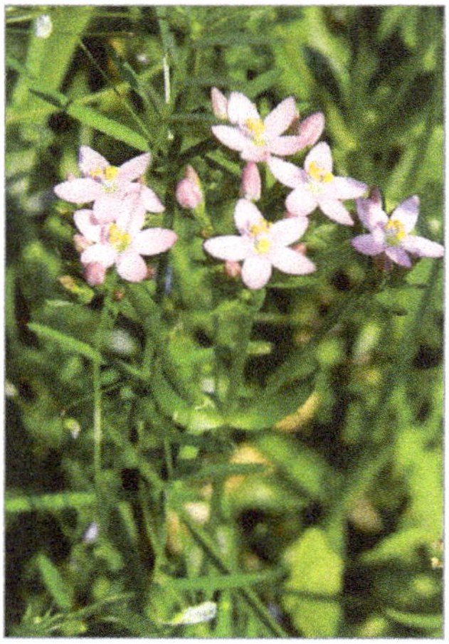

Planta anual de la familia de las gencianáceas, de unos 50 centímetros de altura, con un tallo ramoso provisto en su base de una roseta de hojas elípticas; pequeñas flores de color púrpura; el fruto es una cápsula bivalva. Crece espontáneamente en toda Europa, en el Asia occidental y en el África boreal; en España, se halla en prados y en pastizales.

Con fines fitoterapéuticos se utiliza la planta entera, recolectada en el momento de la floración, cortándola por la base; una vez pelada y desecada, desprende un intenso aroma y tiene un sabor sumamente amargo.

Rica en propiedades medicinales, la centaura es considerada febrífuga (en su época se utilizó incluso contra la malaria), estomacal y ligeramente laxante.

En la farmacopea, se emplea la planta principalmente en forma de polvos, tintura e infusión.

Uno de los nombres populares que se le atribuyen es matafiebres o rubia: el primero demuestra a las claras cuál es su propiedad más conocida, mientras que el segundo se deriva del hecho de que la planta se usa también para dar reflejos rubios a los cabellos castaños, al contrario que la manzanilla, que lo que hacía era aclarar más los cabellos que ya eran rubios. Con este propósito, se prepara una decocción con 50 g de sumidades floridas en 1 litro de agua (después de lavar bien el cabello, se fricciona con este preparado).

La centaura también está relacionada con una leyenda de la mitología griega. De hecho, se cuenta que la planta sirvió para devolverle la salud al centauro Quirón, tras la herida que le ocasionó Hércules con una flecha envenenada.

El poder cicatrizante de la centaura, por tanto, ya era conocido en la Antigüedad, y poseemos testimonios de ella en los primeros tratados de botánica. Plinio *el Viejo* añadía que se trataba de un excelente regulador del flujo menstrual, y este uso ha sido reconocido incluso por la medicina actual.

Se define como depurativa en general, febrífuga, vulneraria y aperitiva: es un escudo protector contra las enfermedades infecciosas y del estómago.

En decocción, se emplea en uso externo para cicatrizar y curar las varices ulcerosas; en loción, para friccionar el cuero cabelludo en caso de caída del cabello.

Su única contraindicación es la acidez de estómago.

Las propiedades que se le han reconocido en el campo fitoterapéutico de hoy en día son las febrífugas, las digestivas y, en su uso externo, las antiinflamatorias.

Diente de león
Taraxacum officinale

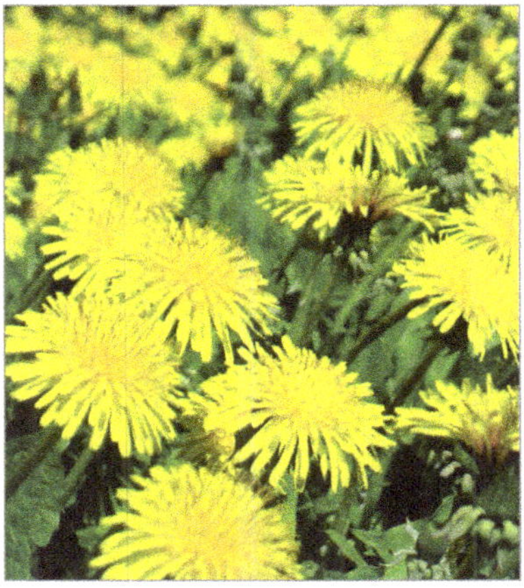

Hierba perenne de las compuesta liguliforas, con hojas radicales dentadas, de entre las cuales sobresalen los pedúnculos floridos de color amarillo. Estos son los que, concluida la floración —que se produce prácticamente a lo largo de todo el año—, le confieren a la planta su aspecto más característico, como una bolita blanca y etérea que se disgrega en un ligerísimo plumón al primer soplo. El diente de león se encuentra por casi todo el mundo; en España es frecuente en colinas y montañas. La planta contiene unas sustancias resinosas y mucilaginosas; las hojas jóvenes se comen en ensalada; las raíces se utilizaban para preparar licores y diuréticos.

Rico en vitamina C, el diente de león posee propiedades refrescantes y antiescorbúticas. Al parecer, el conocimiento de esta plantita y de sus virtudes medicinales es bastante reciente. Se habla de ella por primera vez en un tratado francés del siglo XIV; más tarde, tras un largo periodo de silencio, a finales del siglo XV aparece citado sobre todo como depurativo. Desde entonces, la medicina oficial se ha aproximado a la farmacopea popular para descubrir y elogiar las virtudes curativas de esta planta. Con el paso de los años, el diente de león se fue utilizando para curar enfermedades del hígado (en concreto, la ictericia y las diarreas hepáticas), para aumentar la secreción biliar, para combatir los trastornos de los riñones y el estreñimiento, etcétera. En la actualidad se emplea como aperitivo, para lo cual se recurre a las hojas, bastante menos «acivas» que la raíz, que sirve para todos los demás usos.

El suero lechoso que discurre por el tallo parece haber dado el nombre oficial a la planta; de hecho, es específico para las enfermedades de la vista y, en griego, estas reciben el nombre genérico de *taraxis*. También es verdad que, de los muchos medicamentos que contiene la planta, este es el menos celebrado, acaso porque se trata de un remedio propio de la farmacopea familiar.

Asimismo, esta planta tiene un lugar en los mitos y leyendas. Dado que sus flores se abren cuando sale el sol y se cierran con el crepúsculo, se cuenta que nació del polvo que levantó el carro de Helios, el carro solar, en su ruta repetida alrededor de la Tierra. Los ligeros «plumones» sirven, en algunas regiones, como horóscopo para las muchachas casaderas: se dice que los soplos necesarios para desvestir toda la planta son los años que deberá esperar a que aparezca su futuro marido.

Por último, un sabio muy docto afirmó, a principios del siglo XVI, que quien se frota las flores de diente de león por todo el cuerpo será bien recibido en todas partes. ¡No hay muchas plantas que gocen de una consideración tan elevada!

Empleado en la actualidad en fitoterapia como depurativo, diurético, tónico y considerado de efectos beneficiosos para el hígado, el diente de león confirma aún hoy las propiedades que se le atribuyeron tradicionalmente en el pasado.

Enebro
Juniperus communis

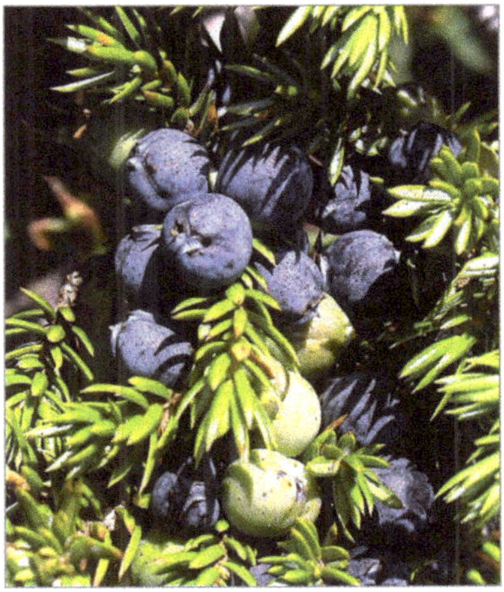

Conífera de la familia de las cupresáceas, de entre 1 y 10 metros de altura (excepcional en este último caso) y hojas rígidas y puntiagudas, verticiladas, azul verdosas; las flores son de color verde claro; el fruto está compuesto por una baya, de color negro azulado, que tarda dos años en madurar. En España crece en bosques y florestas. La variedad enana, de tallo menos rastrero y hojas menos puntiagudas, se halla también en pastos montañosos, hasta cotas superiores a los 3.000 m. Florece entre mayo y abril; las bayas se recolectan —según la altitud— desde septiembre hasta noviembre, y contienen una sustancia resinosa y muy aromática que posee usos diversos (entre otros, sirve para preparar ginebra y aguardiente de enebro, así como esencia de enebro medicinal). Además, forman parte de muchos platos, sobre todo de caza.

La planta es rica en propiedades medicinales, sin superar las dosis prescritas, puesto que puede resultar irritante.

Sus propiedades diuréticas, balsámicas y diaforéticas son universalmente reconocidas, hasta el punto de que nunca se produjo enfrentamiento entre medicina oficial y sabiduría popular. Se utiliza desde siempre para combatir las enfermedades de las vías respiratorias, como estimulante de la secreción gástrica y contra las afecciones genito-urinarias.

Durante toda la Antigüedad se utilizó no sólo como medicamento: se consideraba también una hierba mágica que servía para ahuyentar a las serpientes e insectos de las casas, para mantener encendido el fuego durante toda la noche y para repeler las enfermedades. Hoy en día, se le reconocen dos cualidades específicas: como medicamento, tomado por vía interna, cura la gota y el reumatismo; como aromatizante, proporciona a ciertos aguardientes propiedades digestivas y tónicas que combaten el cansancio y el agotamiento. Aún hoy conserva su fama —sobre todo en el campo farmacéutico— el tratamiento del padre Kneipp para evitar las enfermedades estacionales e infecciosas: se trata, simplemente, de comer cada día, en cantidades progresivas, bayas de enebro, empezando por cuatro y aumentando la dosis cada día en una, hasta llegar al decimoquinto día, en el que las bayas ingeridas ascenderían a 19.

El enebro conserva hoy su fama de excelente digestivo (de hecho, la ginebra se prepara con esta droga) y, además, se le reconocen sus propiedades diuréticas y balsámicas.

Erísimo
Sisymbrium officinale

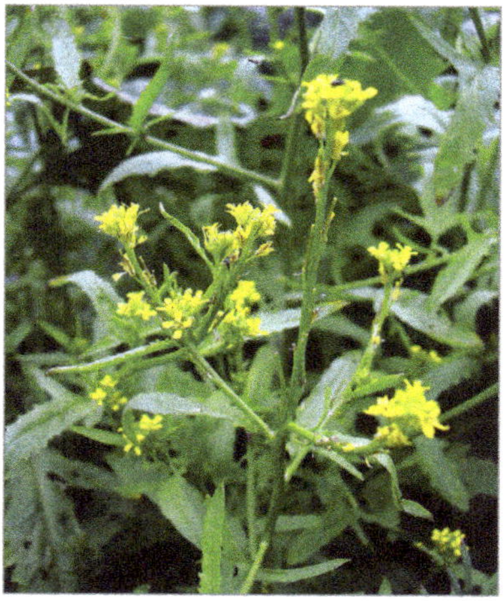

Planta anual de la familia de las crucíferas, de medio metro de altura más o menos, con el tallo recto, hojas cilindrocónicas y flores amarillas agrupadas en racimillos. Crece en toda Europa, y resulta muy común en prados y cerca de núcleos habitados; florece entre mayo y septiembre. Contiene un principio activo, la erisimina, que combate eficazmente la tos y la ronquera. Por ello, el erísimo ha sido llamado popularmente «la hierba de los cantantes». Esta planta posee muchas más propiedades medicinales, como por ejemplo curar el escorbuto y, por lo general, funciona como descongestionante.

Se suele utilizar en estado fresco —sobre todo, como antiescorbútico—, masticando directamente las hojas, o como tintura para devolver la voz y mantenerla clara. La tintura se prepara dejando macerar, en 250 g de alcohol de 60°, unos 50 g de hojas frescas desmenuzadas durante 3 días. En cualquier caso, el efecto específico del erísimo sobre las cuerdas vocales no es un descubrimiento moderno. Esta planta, muy corriente y al alcance de todos, ya era conocida y apreciada en la Antigüedad. Los oradores la empleaban constantemente para fortalecer la voz, que por sí sola y sin ayuda de micrófonos ni altavoces, debía imponerse sobre la muchedumbre en espacios muy amplios. Se cuenta incluso que Antonio, antes de pronunciar la famosa oración fúnebre junto al cuerpo de Julio César asesinado, tomó una buena dosis para que no le desfalleciera la voz, y que el terrible Catón, cada vez que invocaba que cayeran los rayos sobre Cartago, masticaba sus hojas con la misma naturalidad con la que hoy en día mascamos chicle.

Tal vez el erísimo tenga, pues, cierta responsabilidad en la destrucción de Cartago.

La fitoterapia valora aún sus propiedades descongestionantes, antiinflamatorias, antiespasmódicas y emolientes.

Eucalipto
Eucalyptus amygdalina

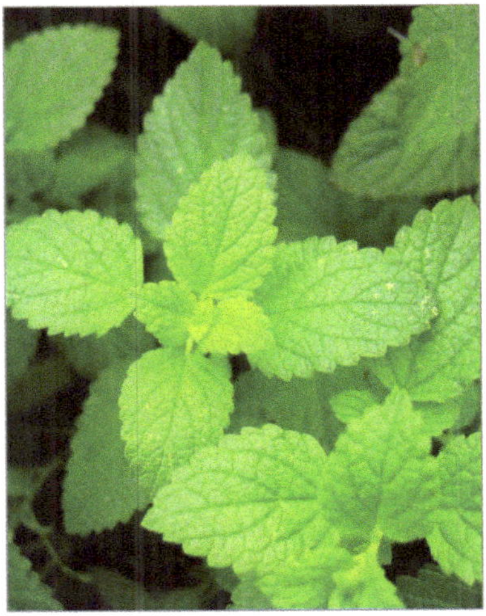

Planta gigante (puede alcanzar hasta 100 metros de altura y 10 de diámetro), muy hermosa, pertenece a la familia de las mirtáceas. Sus hojas son alternas, opuestas y dorsoventrales en los ejemplares seniles, y pecioladas, esparcidas y colgantes en los adultos. Las flores, aisladas o en umbela, con numerosos estambres, son de color amarillo. Florece entre mayo y junio. El fruto está formado por una baya muy perfumada. El eucalipto es originario de Australia, donde crece exuberante formando bosques y selvas; también se cultiva en Europa y en España, donde no alcanza el desarrollo de su tierra originaria.

Es rico en aceites esenciales; ciertas especies contienen también resinas gomosas. Estos aceites y resinas se emplean normalmente en farmacia (para preparados balsámicos, antisépticos y antiasmáticos), en perfumería (sobre todo, para dar perfume al jabón) y en licorería, como sustancia aromatizante.

La parte de la planta que más se utiliza son las hojas de las ramas adultas, recolectadas en verano y en otoño, desecadas al sol y conservadas a continuación en tarros de cristal o en bolsitas de papel. Dado que el eucaliptol que contienen las hojas es sumamente amargo, habrá que endulzar considerablemente los preparados, a ser posible con miel.

En la actualidad no estaría de más seguir el ejemplo de muchas abuelas, que desinfectaban el interior de las casas con eucalipto, sobre todo cuando en la familia había un enfermo infeccioso, o si era la época de las epidemias de gripe o resfriados. En tal caso, ponían a cocer hojas de eucalipto en agua caliente, a fuego lento, y dejaban enfriar el recipiente en la habitación del enfermo o donde se reunía la familia para comer. La acción desinfectante se debe al aceite esencial que contiene la planta.

Gracias a sus propiedades antisépticas y bactericidas, está indicado contra el resfriado y la bronquitis, las afecciones de las vías urinarias, la tos y el dolor de garganta. Macerando sus hojas en vino, se obtiene un óptimo aperitivo que —según algunos médicos y botánicos— favorece la absorción de los azúcares, por lo que es muy recomendable para los diabéticos.

Con las hojas se preparan cigarrillos antiasmáticos que ayudan a liberar los bronquios del catarro.

Otra propiedad del eucalipto, menos conocida y referida a la planta entera, es la de recuperar terrenos pantanosos y maláricos, gracias a su capacidad de absorber grandes cantidades de agua. El nombre, según ciertas fuentes, quiere decir «llevo el bien en mí», dado que siempre se han usado las propiedades antisépticas, balsámicas y expectorantes de sus hojas.

Frambuesa
Rubus idaeus

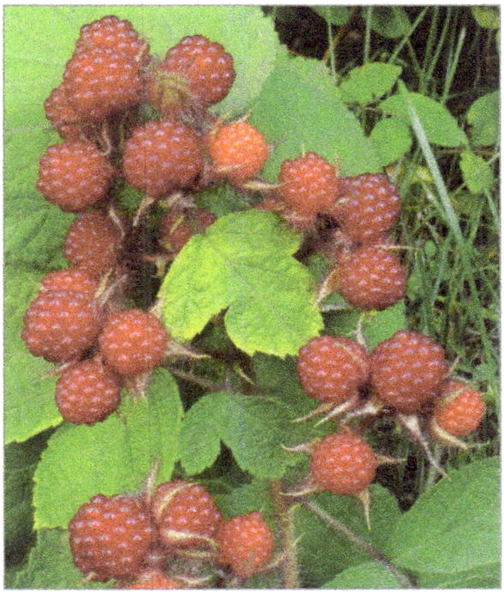

Arbusto de las rosáceas, de entre medio metro y un metro de altura, con el tallo sutil y flexible, provisto de pinchos, así como las hojas ovaladas, con el envés blancuzco. El fruto es una drupa, por lo general de un color rojo oscuro; sin embargo, también existen variedades con el fruto blanco y negro. Las flores, agrupadas en las axilas de las hojas, son blancas y se abren al final de la primavera. Crece en toda Europa; bastante común en España, se la encuentra en bosques y montañas. Los frutos, acidulados y aromáticos, se recolectan en verano y a principios del otoño; se comen bien frescos, bien en mermelada, jarabes o en licores. Contienen pectina.

La frambuesa, como la fresa, es ante todo un fruto delicioso, azucarado y nutritivo, excelente tanto en estado natural como en jarabe o en mermelada. El hecho de que, además de virtudes gastronómicas, posea también propiedades terapéuticas notables es, sin duda alguna, un mérito más que anotar en la lista de propiedades de esta planta que la naturaleza nos ofrece de forma espontánea y en abundancia. Por lo que parece, los hombres de las cavernas ya comían frambuesas, aunque no sabemos si como postre o como plato principal; en cualquier caso, era muy conocida por los pueblos latinos, que la bautizaron como *rubus* (del adjetivo *rubeus*) en honor al color de su fruto.

En la época grecorromana era, además de un fruto muy apetitoso, una especie de «cosmético» natural con el que las damas del Imperio se daban color en las mejillas.

En cualquier caso, comer muchas frambuesas devolvía el color a la tez, por lo que se aconsejaba su consumo a las muchachitas enfermizas, pálidas y anémicas. Y fue así como se descubrió su principal virtud: se trata de un óptimo reconstituyente, hasta el punto de que un médico del siglo XVII aconsejaba el té preparado con hojas de frambuesa como bebida sumamente agradable, tónica y fortalecedora en lugar del té normal. Sin embargo, aparte de este humilde reconocimiento, la frambuesa sólo era considerada como un complemento más de la despensa y como una trampa para osos. Y es que, por lo que se decía, a los osos les encanta este fruto tan azucarado; así pues, bastaba con acercarse a una plantación de frambuesas para cogerlos *in fraganti*.

Actualmente, la frambuesa es muy apreciada en pastelería, licorería, como mermelada y golosina natural, y posee una ficha medicinal no muy amplia pero sin duda eficaz: tiene propiedades levemente laxantes y diuréticas, virtudes vitaminizantes acusadas y ejerce una acción relajante beneficiosa sobre el sistema nervioso.

Nosotros nos conformamos con degustar la frambruesa sobre todo como un postre delicioso (con vino, limón o nata), si bien no debemos olvidar que también es beneficiosa y útil para el organismo.

Fresa

Fragaria vesca

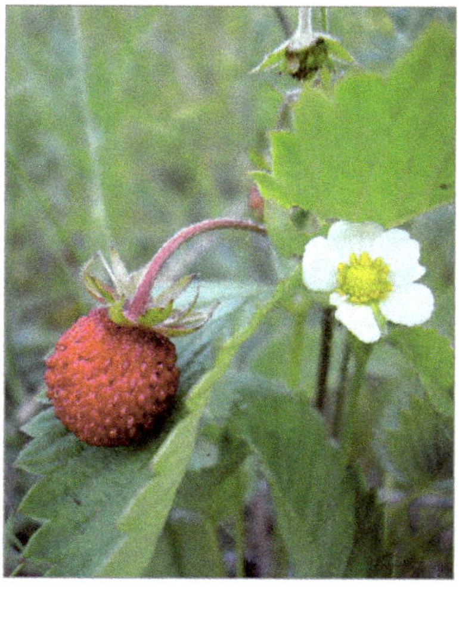

Planta de la familia de las rosáceas, con un rizoma pequeño, hojas trifoliadas e inciso-dentadas y un tallo de 10-15 cm. Los bohordos sostienen un corimbo de pocas flores, generalmente blancas, con cinco pétalos. El fruto, rojo y pulposo, no es más que el receptáculo hipertrofiado en el que se alojan los verdaderos frutos, a los que solemos dar el nombre de semillas. La fresa crece en toda Europa y Asia; también en España crece de manera silvestre, sobre todo en zonas montañosas y submontañosas, en lugares sombríos, con terrenos blandos y frescos.

A pesar de su fama de originar muchas alergias (que jamás ha podido probarse), tanto la planta como el fruto de la fresa son una auténtica mina de propiedades saludables. Linneo, el gran naturalista, la definía como un «beneficio de Dios», y quizá no por azar muchos personajes célebres por su longevidad aseguraban que se la debían a la fresa.

La ciencia moderna le ha reconocido múltiples principios saludables: es rica en hierro y, por tanto, está indicada en periodos de crecimiento y en caso de anemia; el ácido salicílico que contienen es beneficioso para el hígado, los riñones y las articulaciones.

Está aconsejada para curar la gastroenteritis, combatir el estreñimiento y solventar la gota.

A partir de descubrimientos arqueológicos relativos a los primeros tiempos de la humanidad, se ha podido establecer que la fresa ya era un fruto conocido y apreciado por los primeros pobladores; cantaron sus excelencias, primero los aedos griegos y, después, los poetas romanos, entre ellos Virgilio y Ovidio.

Son numerosos sus usos en cosmética, también muy conocidos en la Antigüedad. La pulpa, aplicada fresca en la cara, es una mascarilla inigualable para tonificar la piel, borrar arrugas y aclarar la tez. La misma pulpa, si se frota durante el verano en los puntos en que es fácil que aparezcan sabañones, los previene en invierno.

Por último, si se disuelve en el agua tibia del baño, toda la piel del cuerpo se volverá más clara y elástica. Tal es la receta de *madame* Tallien, hermosa dama que vivió durante la Revolución francesa.

Las únicas contraindicaciones reseñables de las curas realizadas con fresas afectan a quienes padecen eczemas o urticarias, más por prudencia —a falta de datos fiables— que por un daño efectivo.

Fumaria
Fumaria officinalis

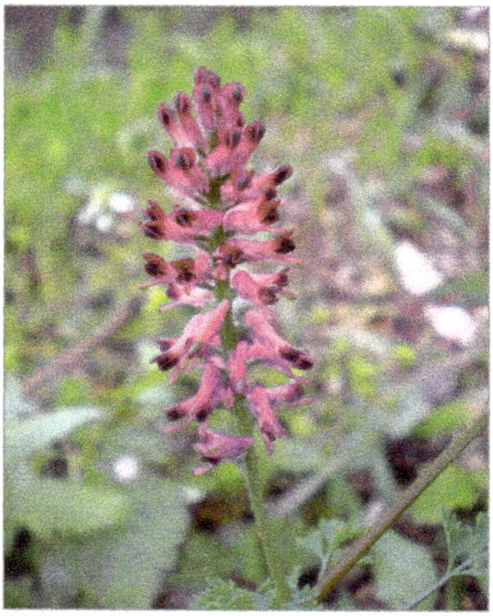

Planta anual perteneciente a las papaveráceas, de unos 50 centímetros de altura, con hojas de color azulado, brillantes, denticuladas y pinnatisectas. Sus flores, pequeñas y de color rojo púrpura, se abren prácticamente todo el año. Es común en todas las zonas de la península ibérica y se la considera diurética, depurativa y refrescante. Una de sus propiedades es la de hacer descender la presión arterial. Su nombre se deriva del olor a humo que desprende, más bien desagradable, hasta el punto de que los animales la rechazan en el forraje. En cualquier caso, el zumo de la planta aplicado en los ojos agudiza la vista. Mattioli, médico célebre de mediados del siglo XVI cuenta que los antiguos la utilizaban, mezclada con goma, como ungüento y para la depilación.

Se suele administrar a las vacas en dosis elevadas para que su leche contenga más propiedades diuréticas e hipotensivas. Se utiliza en afecciones del hígado, atonía del aparato digestivo, arteriosclerosis y enfermedades de la piel. Sin embargo, la característica peculiar es su capacidad de cambiar las propiedades terapéuticas en función de la duración del tratamiento. Si durante los primeros días es tónica y aperitiva, al cabo de una semana en nuestro organismo se vuelve calmante e hipnótica, con tendencia a provocar sueño y ralentizar la circulación. Por ello, su administración deberá interrumpirse en función de nuestras necesidades. En el recetario de las abuelas aparece también empleada con fines cosméticos, dado que purifica la piel. Además, se emplea en lavaduras y compresas para calmar las erupciones cutáneas, y también se le reconocen propiedades estimulantes, respiratorias, circulatorias y depurativas.

Genciana
Gentiana lutea

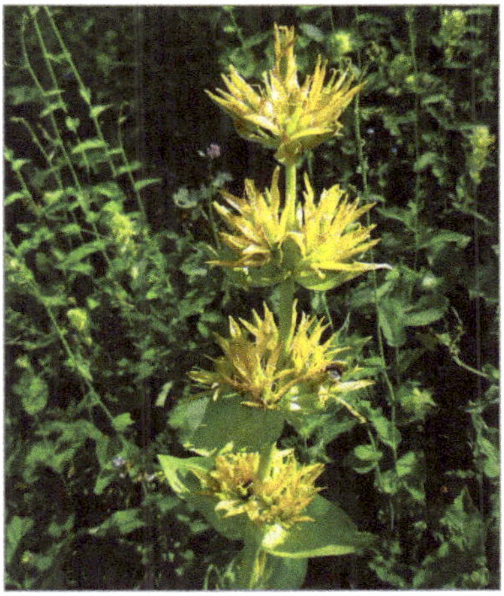

Llamada popularmente genciana mayor, es una planta perenne con una raíz ramosa de gran tamaño, tallo simple de hasta más de un metro de altura, con hojas basales en roseta ovalado-elípticas (las del tallo son más anchas). En la sumidad del tallo tiene flores amarillas. El fruto es una cápsula bivalva. La genciana crece de manera espontánea en la Europa central y meridional; en España, abunda en las cotas altas. De su larga raíz se extrae una droga que se vende en trozos, amarga aunque agradable, que se utiliza en medicina desde la Antigüedad como eupéptico y antipirético. Contiene también genciopicrina, que asociada con la quinina combate la malaria.

Cuenta Dioscórides que el primero en servirse de la genciana como medicamento fue Gencio, rey de Iliria, en el siglo II a. de C. Aliado de los macedonios, fue vencido por los romanos, quienes lo llevaron prisionero a Roma. La historia no explica por qué motivo y contra qué achaque utilizó el monarca esta planta, aunque por lo menos esta historia demuestra a las claras que se usa desde antes de la era cristiana. Hay quien, por el contrario, sostiene que el descubrimiento de sus virtudes medicinales se debió al médico romano Gentius.

Plinio, en su tratado de botánica, describe sus principales indicaciones: es un buen antídoto contra el veneno de serpiente, preserva del contagio en las epidemias de la peste y las fiebres malignas... A finales del siglo XIV, un médico la recomienda para purificar el hígado y fortalecer el aparato digestivo. En el XVI, en Alemania, se aconsejaba masticar cada día un trocito de raíz de genciana fresca para conservar la salud y lograr vivir muchos años. La raíz, que contiene prácticamente todos los principios utilizados en medicina, se recolecta a partir de su segundo año de vida, en el momento en que las hojas empiezan a marchitarse. Hoy en día, en la farmacopea popular, la raíz de genciana se utiliza sobre todo como vino medicinal, que se prepara con 30 g de raíz fresca desmenuzada, puesta a macerar durante 24 horas en 60 g de alcohol de 60°. Se le añade entonces 1 litro de vino tinto, se mezcla, se deja la mezcla bien cerrada durante 10 días, agitando cada día el recipiente; luego se filtra y se bebe a vasitos, como aperitivo antes de las comidas, o como digestivo después.

En la actualidad, en este mismo uso, la raíz de genciana se utiliza a escala industrial: de hecho, forma parte de la composición de muchos digestivos eupépticos. En cuanto al campo fitoterapéutico, siguen vigentes sus propiedades digestivas y saludables para el hígado.

Grama de las boticas

Agropyrum repens

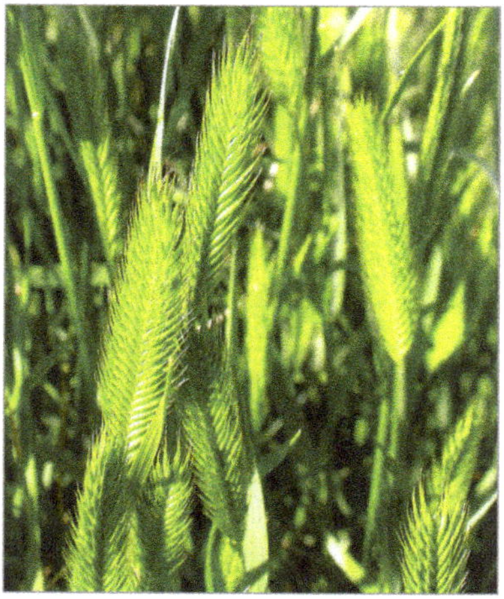

De notables cualidades terapéuticas, esta planta perenne de la familia de las gramíneas tiene un rizoma ramoso, ramas aéreas y espigas de unos 10 cm de largo, más o menos. La floración se produce entre mayo y agosto.

La grama de las boticas es una planta parásita y, por ello en muy poco tiempo, es capaz de acabar con plantaciones y cultivos enteros si no se procede a erradicarla por completo del suelo que ocupa.

Se trata de una planta sumamente robusta, a pesar de su apariencia delicada, y muy conocida desde la Antigüedad.

Crece en cualquier tipo de terreno y se ha extendido por casi todo el mundo. Ya en la Grecia clásica, era remedio corriente para curar la fiebre y la gota; más tarde, fue reconocida por sus propiedades antirreumáticas, así como contra las inflamaciones renales y vejigales; resulta beneficiosa contra algunos trastornos intestinales y, mezclada con otras hierbas, constituye uno de los depurativos de la sangre más eficaces.

Como testimonio de la eficacia de esta planta, basta observar que los animales domésticos (gatos y perros) la buscan y la comen, guiados por su instinto, cuando se sienten enfermos o transtornados, sin equivocarse nunca.

La parte de esta planta que se utiliza para decocciones e infusiones es el rizoma, fresco o desecado (antes se aconseja raspar el pellejo que lo recubre, ya que conferiría a la preparación un sabor amargo, poco agradable).

La planta fue bautizada por Dioscórides como depurativo de la vejiga, y las mismas cualidades le fueron reconocidas más tarde, cuando se descubrió que disolvía los cálculos de la vejiga y la litiasis renal.

También estaba indicada para curar los espasmos estomacales, la ictericia y las erupciones cutáneas.

En la época de nuestras abuelas, se estilaba en primavera añadir una notable cantidad de esta hierba, cortada muy fina, en todas las ensaladas estacionales, con el fin de combatir la insuficiencia biliar, así como de disolver los cálculos y las arenillas.

Es una cura óptima y de fácil preparación, tolerada por todos, que habría que hacer por lo menos una vez al año, incluso en nuestros días.

En la actualidad, que deseamos redescubrir la eficacia de los remedios naturales, es aconsejable colocar la grama de las boticas en uno de los primeros lugares de la larga lista de los medicamentos que siempre han resultado de gran utilidad para los hombres y que podemos hallar con extrema facilidad, casi en la puerta de casa.

De hecho, la fitoterapia moderna considera esta planta como uno de los mejores diuréticos naturales, dada su acción desintoxicante y depurativa del organismo.

Helecho macho
Dryopteris filix-mas

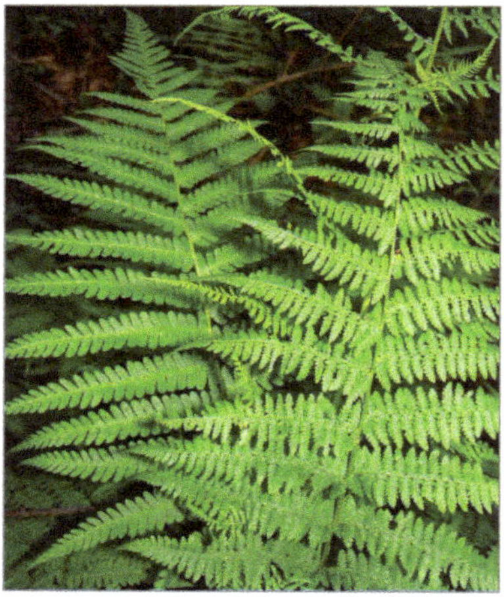

Planta perenne de la familia de las polipodiáceas, con un rizoma corto, oblicuo y subterráneo. Sus hojas son largas, esbeltas, rectas, doblemente pinnatisectas, lanceoladas, dentadas y cubiertas por una leve pilosidad. El helecho macho crece por todas partes. Su rizoma es conocido desde tiempos remotos por sus propiedades vermífugas. De hecho, los antiguos conocían todas sus virtudes, en gran parte reconocidas hoy por la medicina. Aunque hay algunas creencias que no podemos certificar (que las hojas de helecho colocadas en los zapatos en poca cantidad eliminan el cansancio, que atadas a las piernas hinchadas absorben la hinchazón, que su presencia en la casa ahuyenta las serpientes, etc.), bien podríamos decir que la planta posee unas indudables propiedades vermífugas, en particular contra la tenia o solitaria. La raíz, preparada en decocción y aplicada en compresas, cura los reumatismos, las neuralgias y las neuritis. La misma decocción, tibia, empleada en baños de pies, calma y elimina los calambres de las piernas. Parece aceptada además su propiedad de ahuyentar parásitos (pulgas y otros insectos) y de acabar con las chinches.

El helecho macho —así denominado por los antiguos a causa del enorme vigor de su crecimiento y su resistencia a la intemperie— fue incluso considerado como planta de brujas, pues se creía que lo empleaban en sus filtros mágicos para volverse invisibles. La cuestión es que, en la vida diaria, su raíz se utilizaba en decocción para curar cardenales y contusiones, uso aún corriente en algunos lugares, y también se empleaba para preparar la cama de niños afectados de enuresis nocturna, con resultados probados y evidentes. No es adecuado para el uso interno.

Helenio
Inula conyza

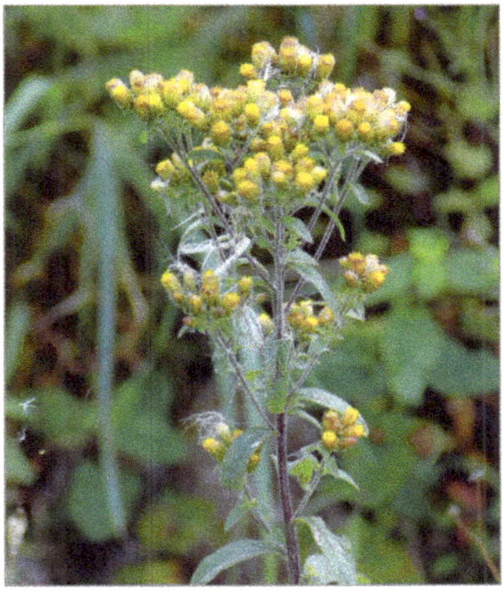

También llamado énula, es una planta anual de las compuestas tubuliformes, de las que se conocen muchas variedades. Tiene una raíz ramosa, carnosa, perfumada de violeta y con sabor amargo; sus hojas son pilosas y dentadas, y sus flores amarillas. Se conoce desde tiempo inmemorial como balsámico y expectorante. También se utilizaba en la preparación de licores digestivos. En torno a esta hermosa planta, que crece de manera espontánea en praderas espesas y lugares sombríos, ha florecido más de una leyenda. En cualquier caso, está relacionada con la reina de Esparta, la fascinante Helena, causa involuntaria de múltiples enfrentamientos y desventuras: se cuenta que el helenio le resultaba especialmente agradable y que, en el momento de su fuga con Paris, llevaba un ramito consigo, pues deseaba plantarlo en su nuevo hogar y conservar un recuerdo tangible de su vida pasada. Pero, bajo el cielo troyano, el helenio no logró arraigar, a pesar de ser tratado con todo mimo.

Cuando Helena, al asistir a la ruina de la familia de Príamo y a la destrucción de Troya, de la que había sido causa involuntaria, no pudo contener un llanto amargo y copioso, el helenio, regado con sus lágrimas, cobró vigor, creció y floreció. Por lo tanto, se trata de una planta que ha sido citada por los más reconocidos médicos y botánicos tanto antiguos como clásicos, quienes la consideraban como un excelente remedio contra las contracciones uterinas, así como contra las inflamaciones de las vías urinarias y las respiratorias.

Sólo en época más reciente se descubrieron sus propiedades digestivas y aperitivas. Particularmente apreciado aún hoy es el vino de helenio, estomacal, diurético, tónico y aperitivo. Se prepara poniendo a macerar en 1 litro de vino blanco seco o tinto de calidad, unos 80 gramos de raíces desecadas y cortadas a trocitos. Se agita con frecuencia el recipiente y, al cabo de 10 días, se filtra, se le añade azúcar y se bebe como un aperitivo normal antes de cada comida.

Hiedra
Hedera helix

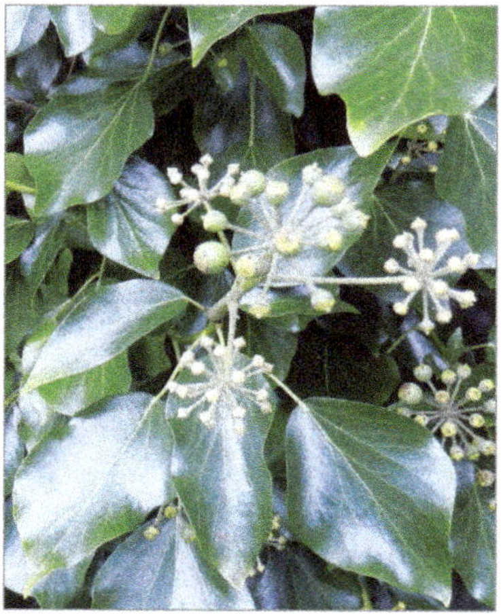

Planta trepadora, perteneciente a la familia de las araliáceas, se halla prácticamente en todas las regiones mediterráneas. Las ramas al extenderse se adhieren a su punto de apoyo con las raíces cortas y gruesas que posee. Las hojas, que son de un bonito color verde oscuro brillante, tienen forma palmado-lobuladas; las flores son verdosas, en umbela. El fruto es una baya globosa de color negro o amarillo, según las variedades.

La hiedra crece en muros, en las paredes de las casas o en el tronco de los árboles, en los que arraiga gracias a numerosos y minúsculos apéndices radiciformes.

En la antigua Grecia, la hiedra era la planta sagrada de Dioniso quien, como explica la leyenda, la habría traído desde Asia a Europa; debido a este carácter sagrado, las coronas que ceñían las cabezas de los comensales en los banquetes y las bacanales, durante las danzas rituales en honor al dios, eran siempre de hiedra.

Una vez concluido el periodo clásico, la hiedra fue considerada como un símbolo de la fidelidad conyugal, por la forma en que se abraza a los troncos de los árboles, sin llegar por ello a ahogarlos.

Sus hojas y ramas se encuentran entre las figuras heráldicas más conocidas. Con frecuencia, en los torneos y en las justas galantes los caballeros de yelmo y armadura llevaban en su escudo la imagen de dos hojas de hiedra entrelazadas.

Todas las partes de la planta contienen una resina balsámica gomosa muy utilizada, sobre todo en el pasado, por la medicina.

Hipócrates, 400 años a. de C., ya señalaba las propiedades astringentes de las hojas de hiedra que, según sus investigaciones, debían sumergirse (frescas y debidamente desmenuzadas) en vino blanco. A continuación, se bebía el vino con las hojas en caso de cólicos y diarreas.

Algo menos ortodoxa, aunque en absoluto inútil, es la costumbre ancestral de adornar los senos de las muchachas con unas guirnaldas de hiedra, con objeto de mantenerlos turgentes y hermosos en los años venideros.

Desde tiempo inmemorial, la hiedra ha sido considerada una planta con numerosas virtudes y no sólo en el campo medicinal. Sus frutos, dejados en infusión en vino blanco, son un purgante bastante fuerte que en ningún caso acarrea consecuencias nocivas. Asimismo, se reconoce la propiedad de la hoja de sacar a la superficie la infección profunda de heridas, llagas o abscesos. Leonardo da Vinci, atento observador del mundo natural, dejó dicho que las fieras heridas se frotan contra la hiedra para rebajar la inflamación y curar las ulceraciones.

Aún hoy, en ciertas regiones se preparan cataplasmas con las hojas como calmante de los nervios periféricos en particular y, en general, para combatir neuralgias, reumatismos, piernas hinchadas y ciática.

La decocción de hojas se emplea todavía para lavar la lencería que, de este modo, queda más luminosa y suave. Si lo que queremos es reavivar tejidos de color, herviremos una cantidad abundante de hojas en agua y, cuando ya se haya enfriado, sumergiremos el tejido dejándolo en remojo mucho tiempo. Por último, se enjuaga la ropa con agua fría.

Las propiedades de esta planta que han sido reconocidas por la fitoterapia moderna son las béquicas (es decir, contra la tos), las antirreumáticas en su uso externo y las anticelulíticas.

Hisopo
Hyssopus officinalis

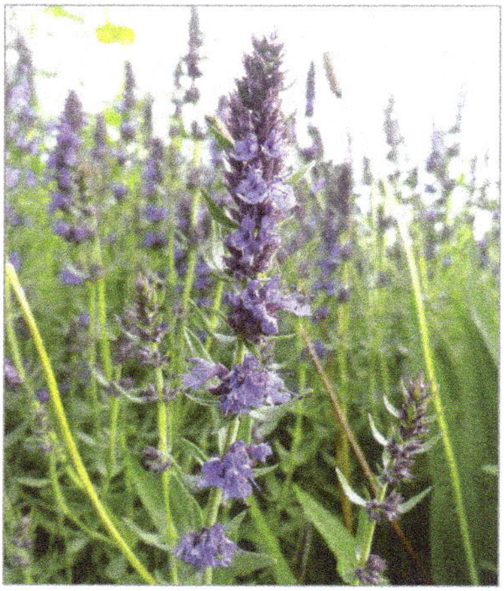

Perteneciente a las labiadas, esta planta perenne posee un tallo leñoso de hasta 50 cm de altura, hojas elípticas, lampiñas, colocadas de dos en dos una contra otra, flores azul-púrpura, pequeñas, agrupadas como una pequeña espiga. El hisopo florece en verano y en otoño y crece de forma espontánea en suelos áridos y arenosos. Se encuentra por toda Europa. Contiene, además de aceites esenciales, resinas, gomas, etc., un principio activo, la hisopina. Desprende un olor aromático, alcanforado y su sabor es amargo. El hisopo era bien conocido en la Antigüedad, y se le atribuye un carácter sagrado (considerado «sagrado» por los judíos, se cita con frecuencia en la Biblia como hierba purificadora, cuya receta se dice que le fue dictada a Moisés directamente por Dios y fue una rama de hisopo la que emplearon los soldados para mojar de hiel los labios de Cristo).

Los médicos, desde el Renacimiento, empezaron a prescribirlo únicamente contra las enfermedades bronquiales y —según la Escuela de Salerno— para resolver las pulmonías rebeldes, al provocar la expulsión del catarro. Es beneficioso además en el tratamiento del asma y de las enfermedades del estómago.

El padre Kneipp lo aconsejaba también como depurativo de la sangre; en tisana, elimina los dolores de cabeza más tenaces.

Por último, preparado en infusión y dejado enfriar, el hisopo se revela también como un óptimo colirio y un colutorio específico para la garganta.

La fitoterapia moderna continúa alabando sus propiedades digestivas y antiespasmódicas, mientras que en su uso externo lo utiliza como cicatrizante y resolutivo.

Lauroceraso
Prunus laurocerasus

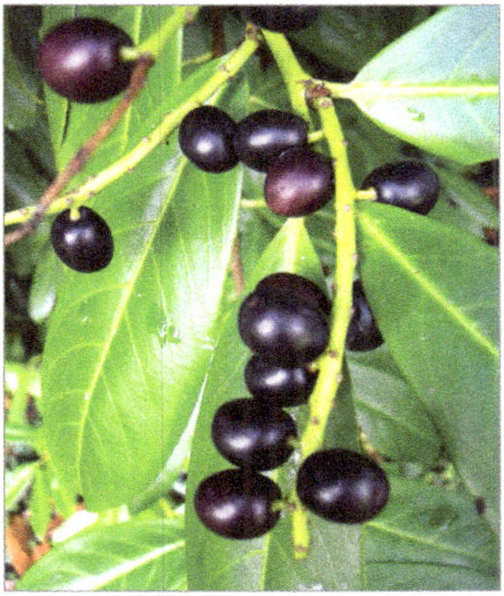

Pequeño árbol siempre verde de la familia de las rosáceas prunoideas, con hojas oblongas, de unos 20 centímetros, coriáceas y denticuladas. Las flores, de pequeño tamaño y agrupadas en racimos, son blancas; los frutos, ovalados y pequeños, negro-violáceos. Originario de Asia, se cultiva en España y toda Europa, sobre todo para confeccionar setos. Contiene ácido cianídrico. De sus hojas se obtiene el aceite esencial que se extrae mediante un proceso de maceración en agua, que luego se debe destilar.

No se trata del aristocrático laurel que ciñe la frente de los poetas, sino de una planta tan útil como hermosa, a la que en la Antigüedad se le atribuían virtudes «mágicas» (entre otras, la que permitía a los mortales ver con sus propios ojos el Más Allá). Más tarde, con un mayor sentido práctico, se empleaban sus hojas para preparar una decocción que tiene propiedades calmantes sobre todo el sistema nervioso.

El agua de lauroceraso, antiespasmódica, es un remedio muy eficaz contra la tos en general y la tos ferina en particular, y aún hoy en día se emplea , pero es una preparación delicada que es mejor dejar en manos de expertos.

El lauroceraso conoció momentos de gran difusión, hasta el punto de ser considerado como un remedio imbatible para un gran número de achaques que muy poco tenían que ver con la medicina. Por ejemplo: óptimo desinfectante del ambiente, medio para protegerse de los rayos, protección segura contra epidemias y, por último, panacea que resolvía rápidamente y de manera positiva las crisis conyugales.

Limonero
Citrus limonia

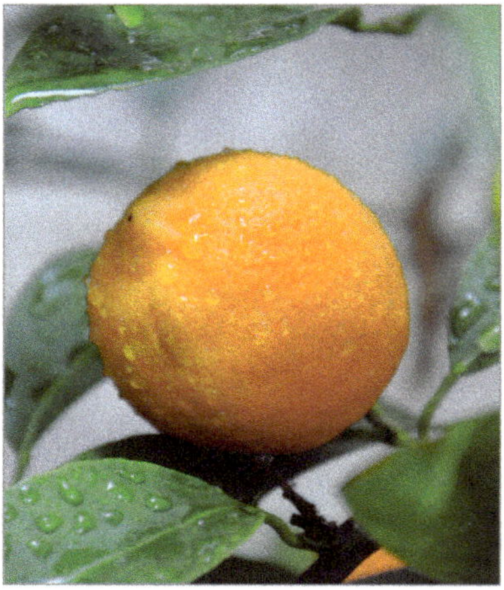

Se trata, sin duda, de uno de los cítricos más conocidos en todo el mundo, con su característico fruto de cáscara pálida y perfumada y su pulpa incolora y sumamente ácida. Se trata de un árbol pequeño, perteneciente a la familia de las rutáceas, de entre 3 y 6 metros de altura, del que existen gran número de variedades.

Originario de la India, en España se cultiva sobre todo en las regiones del centro y del sur, gracias al clima especialmente adecuado para que el árbol dé sus frutos; y es que, de hecho, es un árbol muy próspero. Sus hojas tienen un color verde intenso con nervaduras muy evidentes; las flores son blancas o rosadas.

El zumo de limón contiene diversos principios activos: ácido cítrico, pectina, limoneno, pineno, felandreno, etc.

La cáscara es rica en aceite esencial y el fruto contiene grandes cantidades de vitamina C.

Insustituible tanto en la farmacopea oficial como en la casera, se utiliza en las industrias licorera y pastelera, así como en la cocina y para perfumes. Es prácticamente imposible enumerar todas las virtudes, cualidades, usos y utilidades del limón. Confucio, el viejo sabio que sólo se preocupaba por las cosas realmente importantes, solía decir: «Dios mío, en la vida dame sólo una casa llena de libros y un jardín con muchos limoneros». En realidad, el limón acompaña a la historia universal del hombre y a la particular de cada individuo, ya que desde la más tierna infancia se suele administrar a los bebés unas gotitas de limón como remedio contra el hipo (su sorpresa al sentir un sabor tan áspero en la boca es tal que el niño contiene la respiración y el hipo desaparece).

Una antigua leyenda asegura que las virtudes medicinales del limón fueron descubiertas por los egipcios en unas circunstancias excepcionales. Dos ladrones, que habían sido condenados a morir por la mordedura de una serpiente venenosa, comieron los limones que una mujer, conmovida por su corta edad, les había facilitado a escondidas. Cuando las serpientes se abalanzaron sobre los dos desgraciados, todos creyeron que su suerte estaba echada; sin embargo, ocurrió algo inesperado: los reptiles serpenteaban a su alrededor sin morderlos, hasta que, por fin, ambos pudieron abandonar la fosa en la que les habían arrojado con toda tranquilidad, salvados por el derecho divino. El funcionario real que había pronunciado la condena a muerte se sorprendió tanto ante el inexplicable desenlace que quiso llegar al fondo de la cuestión. Cuando averiguó que aquel fruto tenía entre el pueblo la fama de ahuyentar a las serpientes, quiso hacer la prueba de la validez de tal hipótesis. Hizo capturar de nuevo a los dos ladrones y dio a comer un limón a uno sólo. Al día siguiente, ordenó que los arrojaran de nuevo a la fosa de las serpientes: uno se salvó (el que comió limón) y el otro sucumbió en poco tiempo a los mordiscos venenosos.

¿Cuáles son, en definitiva, las propiedades del limón? Es antiséptico, bactericida, vermífugo, astringente, laxante, diurético, refrescante, tónico, eupéptico, febrífugo, antialérgico, antineurálgico, etc.

Junto a esta lista de méritos oficiales, el fruto (ya sea en pulpa o en zumo) es muy apreciado en cosmética y en los tratamientos caseros de diversa índole: aclara la piel del rostro y de las manos, cierra los poros dilatados, tonifica la piel, abrillanta el cabello, conserva los colores de los tejidos y los vuelve más luminosos. Debemos a nuestras abuelas el mérito —y la paciencia— de haber presentado sus diversas preparaciones, sin excluir su uso intensivo en el cuidado de la piel, el rostro y las manos en particular.

Las propiedades del limón han sido confirmadas en nuestros días por la ciencia fitoterapéutica, que le reconoce virtudes vitaminizantes, depurativas, antisépticas, antiartríticas y, en su uso externo, astringentes y tonificantes.

Llantén
Plantago lanceolata

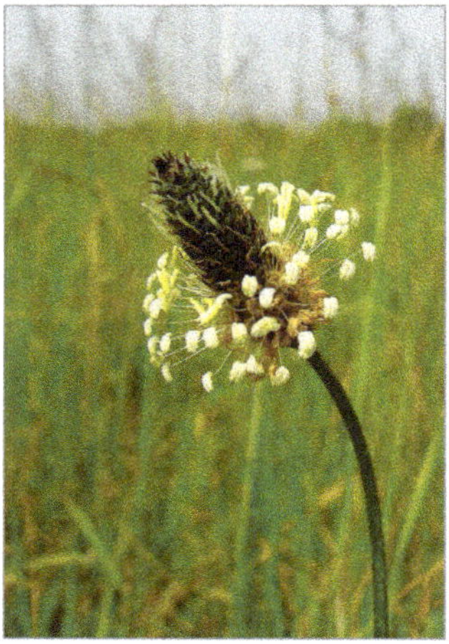

Llamado también llantén mayor para distinguirlo de las demás especies, es una planta perenne de la familia de las plantagináceas. Sumamente común en toda Europa, crece en abundancia también en España, en parajes húmedos y sombríos, o bien en suelos que contengan nitratos. Las hojas son lanceoladas y cubiertas de una ligera pilosidad; las flores, blancas o bien rosadas, se agrupan en pequeñas espigas. Los frutos son bayas ovaladas que contienen unas semillas en su interior. El llantén es un reconstituyente general, un depurativo de la sangre y de los ojos. Se trata de una planta conocida desde épocas relativamente recientes, no antes de la Edad Media, al menos de forma oficial.

De hecho, es uno de los escasos remedios vegetales —preparado en infusión— que se revela como un óptimo colirio para los ojos enrojecidos y cansados, y que resulta casi insustituible para los ojos afectados por catarro conjuntival. Al parecer, también refuerza la vista. Sus propiedades son, en cualquier caso, bastante más amplias. Siempre en uso externo, es cicatrizante y, además, purifica pulmones y estómago.

Se demuestra eficaz sobre todo en su acción sobre la sangre: enriquece el plasma en cantidad y calidad; esta es la virtud más antigua que se le atribuyó al llantén, nunca desmentida por nadie. Por supuesto, el recetario de la abuela no se olvidó de esta planta. Se solía recolectar las hojas frescas —muy avanzada la primavera— para preparar el famoso colirio, que se componía, además de las hojas de la planta (20 g), de las flores de meliloto (10 g) y de lirio (10 g) puestos en infusión en 300 g de agua hirviendo. Se filtraba transcurridos 20 minutos y se conservaba el líquido en frasquitos bien cerrados.

En referencia a la vieja práctica popular, en el mismo recetario podemos hallar anotada otra importante propiedad del llantén, acaso menos oficial, pero de probada eficacia. Se trata de emplear las hojas —siempre frescas— para calmar la quemazón y el dolor provocados por picaduras de insectos (abejas, hormigas, avispones), cuyo veneno neutraliza sin duda. Antes de aplicar sobre la heridita, las hojas deben lavarse bien en agua caliente hervida. Como aval de la capacidad antitóxica del llantén, hay que afirmar que la comadreja, intrépida cazadora de víboras, antes de encararse con el áspid se frota durante largo rato contra la planta para, de este modo, inmunizar su cuerpo.

Tras los controles realizados por la fitoterapia experimental, se le han reconocido al llantén casi todas las propiedades explotadas por nuestras abuelas, es decir: refrescantes, depurativas, emolientes, antiinflamatorias (tanto de la piel como de las mucosas).

Malva
Malva silvestris

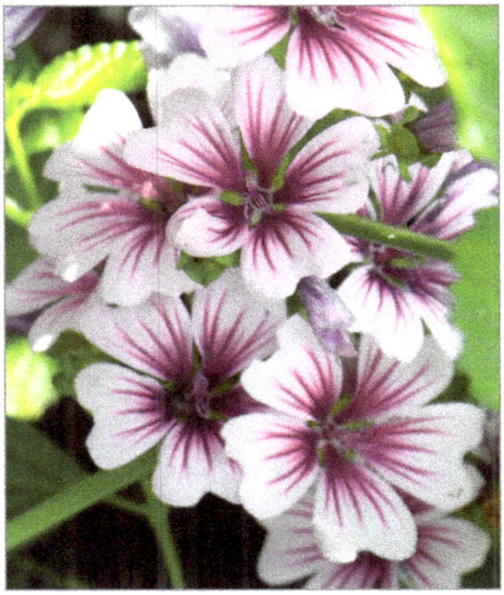

Planta de la familia de las malváceas, común en todo el hemisferio boreal, anual o perenne, con hojas reniformes, lobuladas y flores rojo-violáceas o blancas estriadas. Crece en Europa y España, en campos sin cultivar.

Conocida desde hace siglos como expectorante, la malva fue tenida en gran consideración también como laxante, sobre todo para niños y ancianos. De hecho, contiene mucilados y sustancias tanínicas y resinosas, además de malvina y malvidina, dos principios activos. Con la altea, la parietaria y el verbasco, la malva era una de las cuatro hierbas que los antiguos solían mezclar para atajar las crisis de tos. Al parecer, por una serie de coincidencias, fue la hierba preferida de los sabios, quienes la comían en ensalada —en primavera—, convencidos de que así se preservaban de innumerables peligros.

Pitágoras enseñaba a sus discípulos a alimentarse de malva ya que, según afirmaba, modera las pasiones y mantiene el intestino y el corazón libres de cualquier molestia.

Horacio y Marcial la creían capaz de reunir todas las propiedades medicinales. Luego, su moda pasó; las plantas, tan útiles en su humildad, fueron abandonadas para dejar su lugar a píldoras y ampollas, aunque —cosa rara— la malva siguió siendo considerada útil, si no necesaria, para la curación de ciertas enfermedades genéricas, y todavía hoy se confía en ella por sus cualidades principales: emoliente de las vías respiratorias, gástricas y urinarias. En lavaduras y compresas externas, tras prepararla en decocción, cura la irritación de los ojos y de la piel en general; utilizada en enjuagues, es un buen remedio para las encías sangrantes.

La malva es muy adecuada, en las dietas de quienes desean adelgazar, como bebida. Por último, frotando sus hojas sobre los dientes, estos adquieren un insólito esplendor.

Manzanilla
Matricaria chamomilla

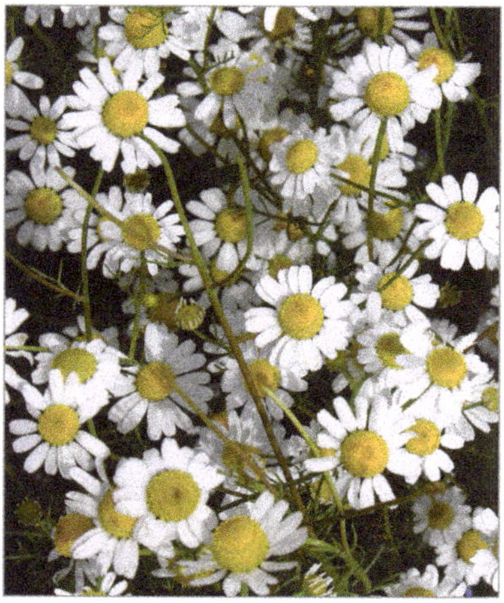

Planta anual de la familia de las compuestas, con un tallo ramoso de medio metro de altura; hojas bi o trilobuladas, lampiñas; cabezuelas en el ápice de las ramas con flores amarillas en el centro y de corola blanca. Difundida por toda Europa y Asia, bastante común en España, es quizá la más conocida de todas las hierbas medicinales.

Crece de modo espontáneo junto a núcleos habitados y en los prados, pero también se cultiva para obtener las propiedades de sus cabezuelas, que poseen un olor característico y agradable. El nombre procede de una palabra griega que significa *manzana enana*, dado que el olor de sus flores recuerda el de cierto tipo de manzanas. Contiene un aceite esencial, el azuleno o esencia de manzanilla, líquido de color verde-azul, compuesto por diversos éteres. Conocemos dos variedades de manzanilla: la romana *(Anthemis nobilis)* que, además de crecer espontáneamente, también se cultiva, y la germánica, que crece de modo silvestre en todos los países de clima templado. Ambas poseen cualidades y propiedades muy similares, y su uso es tan vasto y conocido que resulta redundante traerlo a colación.

Esta planta se ha utilizado durante siglos, y no sólo en medicina (por ejemplo, es conocida la acción aclaradora del cabello); ya que sus propiedades son muy numerosas.

Los primeros en cantar sus virtudes fueron los egipcios. Estos grandes doctores, que fundamentaban su saber en el conocimiento de la naturaleza, poseían un concepto tan alto de las cualidades farmacológicas de esta planta, sobre todo para hacer bajar la fiebre, que la consagraron al dios Sol. En Grecia, los médicos más celebres la consideraban como un valioso remedio contra infinidad de achaques y trastornos. Su uso en medicina se prolongó a lo largo de toda la Edad Media, y en 1500 era señalada como un antineurálgico y tónico ideal para combatir la fatiga física y contra el debilitamiento en general.

No había mansión urbana o casa rural en la que no estuviera presente, desecada y guardada en tarros de vidrio o de loza.

Todos conocemos sus usos más comunes: calma los dolores de vientre y de estómago, ayuda en la digestión, relaja los nervios, favorece el sueño, mitiga los espasmos gastrointestinales, descongestiona el aparato respiratorio y combate eficazmente la artritis y los reumatismos.

En pediatría, es la bebida alternativa a la leche y la primera medicina de los niños. Puede afirmarse que la manzanilla beneficia a todos en todo momento: como tisana o como bebida, por la mañana en ayunas o durante las comidas.

De la manzanilla permanecen vigentes hoy en día las propiedades antiespasmódicas y sedantes, antiinflamatorias y antineurálgicas que ya se habían descubierto hace muchos años.

Marrubio
Marrubium vulgare

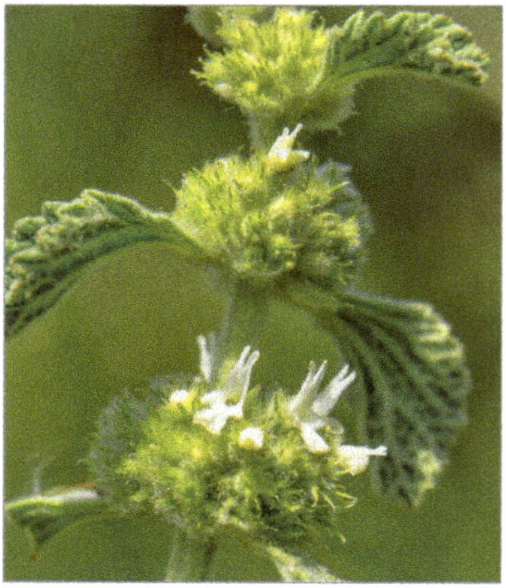

Planta herbácea perenne de las labiadas, de entre 30 y 50 centímetros de altura, con el tallo recto y robusto; hojas opuestas, blanquecinas, surcadas por nervaduras en relieve; flores en la axila de las hojas, blancas y con una corola sedosa. Los frutos, que maduran en otoño, son aquenios. Tanto las flores como los frutos, tienen un perfume de musgo. En España, el marrubio crece espontáneamente en parajes no cultivados, en praderas secas y en los márgenes de senderos. Al parecer, su nombre se deriva del hebreo *marob*, que significa amargo, y es bastante probable que sea cierto, puesto que el marrubio, con otras cuatro hierbas, formaba parte de las cinco hierbas amargas que los judíos debían preparar durante la Pascua. La planta y sus propiedades han sido incluso demasiado magnificadas. En el siglo IV a. de C., se prescribía el marrubio como antídoto contra la mordedura de la víbora y serpientes venenosas en general, y su propiedad de expulsar el veneno de la sangre debe ser en parte real, ya que se ha empleado —en ungüento— hasta casi nuestros días para curar las mordeduras de perros y gatos e impedir que se infectaran. La planta fue alabada por sus diversas virtudes por Teofrasto, Dioscórides y Plinio *el Viejo*. A final de la Edad Media, pasó a formar parte de la teriaca, una de las drogas misteriosas de las que tanto se ha hablado sin saber nada en concreto todavía. Los antiguos atribuían al marrubio un número exorbitante de propiedades medicinales; la ciencia actual le reconoce una infinidad de indicaciones, que van desde todas las afecciones de las vías respiratorias a las más diversas formas de gastritis, desde la falta de apetito hasta las descompensaciones cardíacas y circulatorias.

El vino de marrubio es particularmente activo, puesto que los principios que contiene la planta se disuelven en contacto con el alcohol. Basta con poner unos 50 gramos de flores secas a macerar durante 10 días en 1 litro de vino de calidad. Transcurrido este tiempo, se filtra y se empieza de inmediato a beber medio vaso antes de las comidas, como aperitivo. Es una excelente medicina contra la anemia, sobre todo de los jóvenes.

Nuestras abuelas descubrieron, por su parte, otra virtud del marrubio, para ellas excepcional: sus propiedades adelgazantes. Para ello, se deben poner en infusión 100 g de flores frescas o 50 gramos de flores secas en 1 litro de agua hirviendo y beber la infusión, tibia, durante el día. La fitoterapia moderna aprovecha en particular las propiedades expectorantes y digestivas de esta planta.

Melisa
Melissa officinalis

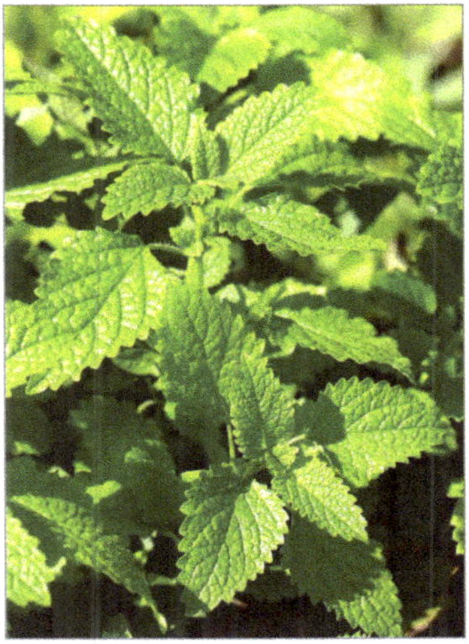

Planta perenne de la familia de las labiadas, de un metro de altura, más o menos, con hojas ovaladas, levemente pilosas, ricas en aceite. Las flores, colocadas en las axilas de las hojas, son amarillas y blancas, en ocasiones jaspeadas en los dos colores. Florece entre junio y agosto. Los frutos son aquenios alargados, ovalados, de color oscuro, y maduran a principios del otoño.

Es una planta muy popular a la que se le atribuyen numerosos nombres, entre ellos el de toronjil, puesto que, si se frota entre las manos, desprende un perfume sumamente agradable que recuerda el de la naranja.

El nombre le fue otorgado por los griegos y significa «abeja»; por traslación, «planta querida por las abejas» (en efecto, atrae enjambres enteros de estos animalillos).

Los primeros en alabar las virtudes de la melisa fueron los árabes. Avicena decía que infunde alegría en el corazón y robustece los espíritus vitales. Le siguieron griegos y romanos, igualmente entusiastas, y a través de los siglos, médicos y botánicos célebres han confirmado sus virtudes.

Su alto contenido en tanino, resinas y mucílagos, así como la presencia de un aceite esencial, hicieron de la melisa una planta adecuada para calmar los más variados trastornos nerviosos.

El vino de melisa es un aromático digestivo que se toma, como es lógico después de las comidas, indicado contra parálisis, vértigos, palpitaciones, etc. Se preparan dejando macerar, en 1 litro de vino blanco seco, 20 gramos de flores desecadas.

Menta

Mentha piperita

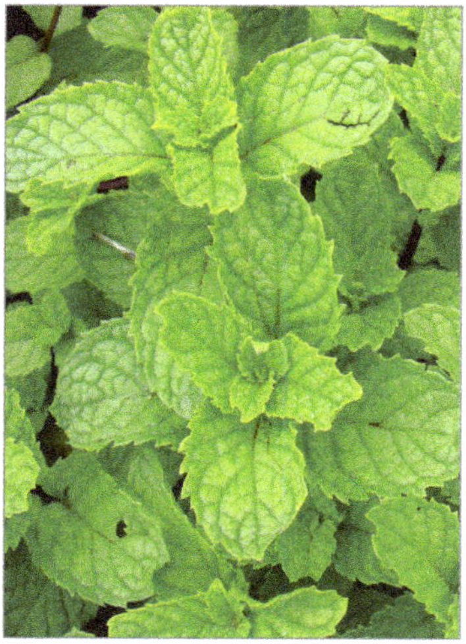

Planta perenne de las labiadas, con el tallo recto y piloso, de 50-60 centímetros de altura. Hojas ovaladas, aserradas, con ligera pelusilla; flores rosadas, agrupadas en frágiles espigas, que se abren entre abril y septiembre. De las hojas emana un agradable olor. La menta crece de manera espontánea en prados sombríos, pastos montañosos y en los márgenes de los caminos y de las zanjas; también se cultiva en huertos y jardines por sus innumerables usos. Contiene un aceite etéreo compuesto por mentol y mentona. Se trata de una plantita conocida desde la Antigüedad, tanto en medicina como en licorería. Popularmente, es un remedio sumamente apreciado.

También la menta, como por lo demás todas las plantas que los antiguos conocían y que por su utilidad consideraban en cierto sentido como de origen divino, tiene que ver con los mitos clásicos. Mintha, la hermosa hija del rey Cocito, jugaba en su jardín con sus amiguitas cuando, un día al atardecer, la vio el dios Plutón. Verla y amarla fueron una misma cosa, y en vano la muchacha trató de escapar del dios tenebroso. Cuando Plutón se percató de que por las buenas no iba a lograr que lo aceptase, decidió raptarla. Pero fue tan grande la desesperación de Cocito que Proserpina se compadeció de él y, para permitir que la muchacha escapara del dominio del dios, la transformó en una hierba aromática e inconfundible, que plantó en los jardines del rey para que con su fragancia y su sabor aliviara la pena del padre.

Las virtudes de la menta han sido exaltadas y discutidas en auténticos tratados científicos; en cualquier caso, siempre ha estado presente en las herboristerías de todas las épocas. Si los griegos la juzgaban estimulante, sobre todo en los lances amorosos; los romanos la consideraban sedante y relajante y, por lo tanto, inadecuada para las grandes pasiones. Séneca llegó a afirmar que en tiempo de guerra no debía cultivarse ni menos aún consumirse, puesto que relajaba demasiado a los soldados y restaba a los contendientes toda virtud guerrera. Pero, entre tantos contrastes, la menta seguía siendo apreciada y empleada de mil maneras. Los judíos hacían con ella un perfume muy valorado en su época, así como también los griegos en tiempos de Pericles. En Roma se ponía en infusión menta en el vino para aromatizarlo, y las damas de la época la mezclaban con miel para refrescar el aliento, de la misma manera que hoy empleamos las pastillas de menta y los dentríficos al mentol.

Además de estas indicaciones, esta planta posee muchas otras propiedades terapéuticas, cuyas indicaciones varían en función del porcentaje utilizado. Las principales son las antisépticas y calmantes, tónicas y excitantes, antiespasmódicas y refrescantes. Una de sus particularidades, no demasiado conocida, es la de ahuyentar a los parásitos: pulgas y piojos se mantienen alejados de un ambiente perfumado con menta, tanto si es una cama como un lecho para animales. Asimismo, ahuyenta a los ratones, que no resisten su olor, hasta el punto de que se suelen colocar unas ramas de menta en graneros y almacenes de cereales en general.

El único inconveniente es que no debe ser ingerida inmediatamente antes o después de un medicamento; con tal salvedad, se recomienda en infusión, jarabe u otros compuestos a todo el mundo. De hecho, casi todas las propiedades de la menta que utilizaban nuestras abuelas también han sido reconocidas útiles en la práctica por la medicina natural en nuestros días.

Nogal
Juglans regia

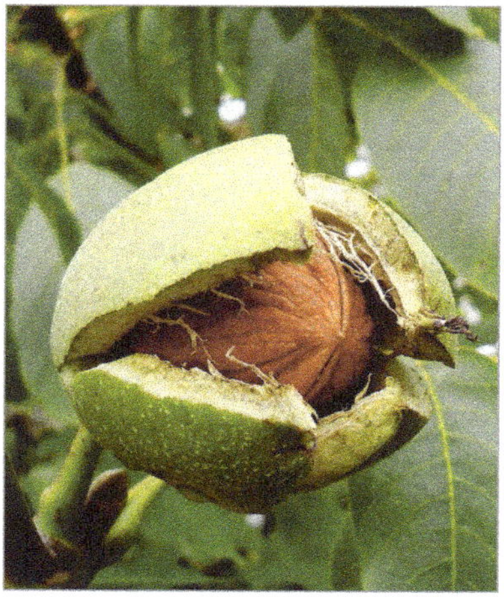

Árbol de gran tamaño de la familia de las juglandáceas, de hasta 15 metros de altura, con un tronco grueso, de color ceniciento, copa amplia, hojas pinnadas impares, frutos globosos en drupa llamados nueces, con la parte exterior verde cuando son jóvenes y negruzca al madurar (ruezno), cáscara bivalva, semillas comestibles (pulpa de la nuez).

El nogal, originario de Oriente, crece en España en llanuras y zonas submontañosas, por debajo de los 1.500 m de cota. Los frutos, de los que se extrae el aceite, se recolectan en otoño, aunque del árbol se aprovechan prácticamente todas sus partes: el tronco, en la fabricación de muebles de calidad; las raíces, para extraer un jugo laxante y diurético; las hojas, para decocciones e infusiones febrífugas, emenagogas y vermífugas; y el ruezno, como tónico estimulante.

La sombra del nogal se consideró en otros tiempos maléfica, y el árbol era propicio para los sortilegios. A pesar de ello, siempre se ha echado mano del nogal sobre todo como vermífugo, especialmente contra la tenia o solitaria, y para curar la anemia.

El árbol, apreciado por su belleza, la bondad de sus frutos o la calidad de su madera, tuvo que esperar mucho tiempo para que alguien se decidiera a reconocer, estudiar y catalogar sus cualidades terapéuticas. A pesar de crecer con facilidad y en abundancia (o tal vez por ello mismo), la medicina oficial lo ignoraba, mientras que la farmacopea casera y la medicina práctica recurrían a él constantemente. En la actualidad, por ejemplo, sabemos a ciencia cierta que las hojas frescas del nogal son el remedio más adecuado para curar el carbunco (enfermedad del ganado) y se sabe que, en general, constituyen un buen bactericida.

La historia habla además de la «guerra de los nogales», así llamada por el hecho de que en un lugar plantado de nogales, cerca de la ciudad italiana de Trento, se reunían en asamblea los habitantes del valle de Giudicaria, rebeldes a los Habsburgo, condes del Tirol. En 1579, los campesinos decidieron defender su libertad amenazada mediante un acuerdo estipulado entre el obispo de Trento y el conde del Tirol, acuerdo que colocaba todo el territorio bajo el dominio de los Habsburgo. Por desgracia, el conflicto concluyó con la victoria de la dinastía habsburguesa y el sometimiento de los campesinos. Aun así, el nombre de «guerra de los nogales» permaneció, como reconocimiento del desafortunado valor de ese pueblo.

Las propiedades digestivas y astringentes de las hojas han sido reconocidas por la fitoterapia moderna. La licorería prepara el conocido licor de cáscara de nuez a partir de recetas que, en la práctica, son idénticas a las que nos han legado nuestras abuelas, a base de rueznos de nuez recolectados el día de san Juan. Además, utilizaban decocciones de ruezno para teñir el pelo (20 g de rueznos en 100 g de agua y 30 g de alcohol). La decocción con sus hojas (5 g en 100 g de agua) sirve para la piel y las mucosas enrojecidas.

Pie de león

Alchemilla vulgaris

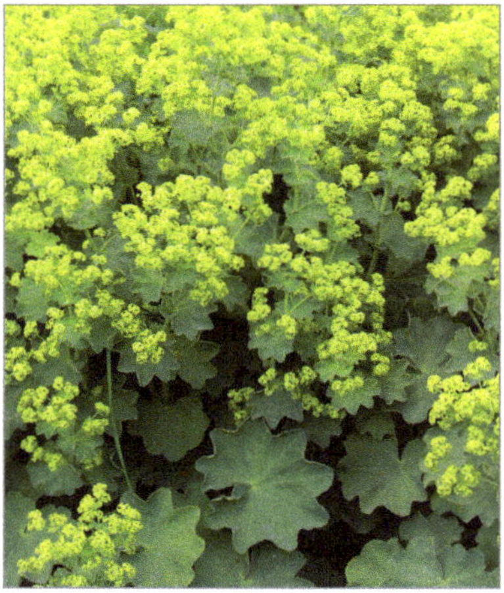

Pequeña planta herbácea perenne de la familia de las rosáceas. Hojas palmadolobuladas dentadas; flores pequeñas, sin corola, de color amarillo verdoso.

Es propia de las zonas boscosas de las montañas de cota alta; florece durante todo el verano.

La medicina cometió un error al decidir darle la espalda, puesto que médicos y alquimistas conocían sus múltiples propiedades beneficiosas para la salud. Su nombre se deriva de la palabra latina *alquenua* o *alchimia*.

Se decía que el rocío depositado sobre sus hojas, si se recolectaba en momentos concretos y adoptando ciertas precauciones, poseía la propiedad de transformar en oro incluso el metal más vil.

Con más frecuencia, se empleaba por sus virtudes refrescantes y astringentes, tanto en uso interno (decocciones, lavativas) como por vía externa. Aún hoy, en ciertas zonas montañosas, se recolecta con diligencia, se pone a secar y se emplea en infusión o como té para una cura desintoxicante primaveral y enérgica. Además de en infusión, aplicada en compresas sobre la frente calma neuralgias y dolores de cabeza en general.

Esta planta ocupa un lugar importante en la medicina vegetariana, gracias a sus virtudes cicatrizantes, que se liberan frotando la parte afectada con hojas frescas y dejándolas actuar durante toda la noche.

El remedio se revela válido no sólo para curar heridas o úlceras de caballos, vacas u ovejas, sino que también proporciona resultados excelentes en los perros.

Primavera
Primula officinalis

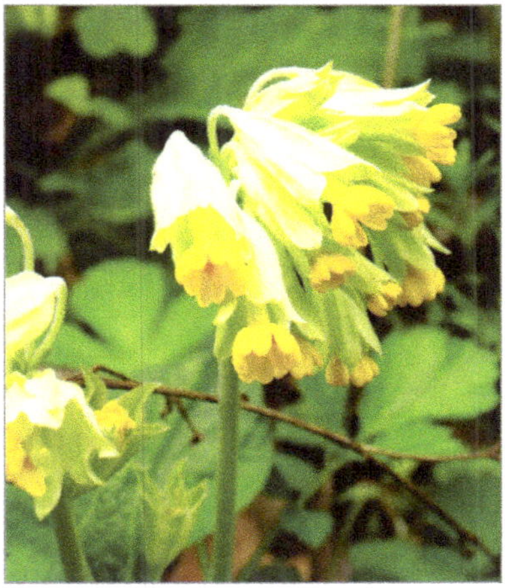

Planta perteneciente a la familia de las primuláceas, con hojas verdes, ovaladas, rugosas, surcadas por nervaduras, dispuestas en roseta. Flores solitarias o agrupadas en umbelas, de color blanquecino o, más excepcionalmente, violáceo.

Se trata de la primera planta que florece al llegar la primavera, y su poético nombre se deriva precisamente de esta característica. Incluye más de 200 especies, de las cuales por lo menos 15 se conocen también en España. La primavera crece de manera espontánea en bosques y prados, debajo de los árboles y el borde de las zanjas.

Se cultiva, en variedades de muchos colores, como ornamento de jardines y en maceta.

¿Quién no conoce la bonita primavera amarilla que, aun antes de la llegada oficial de la estación, mancha de color cualquier rincón donde haya un poco de tierra? Esta plantita tan común, tan delicada, tan elegante, también es rica en propiedades beneficiosas para la salud. Su nombre latino significa que es la primera flor que se abre tras los rigores del invierno, y en muchas lenguas (como en castellano) ha sido traducida por *primavera*. Quizá justo porque es tan frecuente y crece un poco por doquier, la medicina oficial siempre la ha ignorado. Sin embargo, las personas más humildes, más cercanas a la naturaleza, jamás han dejado de prestarle atención. A finales de la Edad Media, santa Hildegarda, excelente botánica de la que aún conservamos sus escritos y máximas, se percató por fin del valor de esta plantita y estudió sus propiedades. Así, asegura que es calmante y antiespasmódica y, gracias al aceite esencial que contiene —la primulina—, es también un discreto remedio contra las enfermedades por resfriado. Más tarde, alguien descubrió su virtud para combatir el insomnio y sus propiedades diuréticas y levemente laxantes.

En la farmacopea de la abuela, las raíces —que se recolectan antes de la floración o en otoño— contienen el mayor número de propiedades antiinflamatorias y emolientes. De sabor ligeramente amargo y con aroma a anís, antes de ponerla a secar hay que lavarla con esmero.

Con las flores se prepara una tisana calmante muy perfumada y, cuando las hojas aún son jóvenes y tiernas, se pueden usar en ensalada, pues refrescan el organismo.

Hoy en día, la medicina popular valora las propiedades expectorantes, sedantes y ligeramente somníferas de esta planta.

Romero
Rosmarinus officinalis

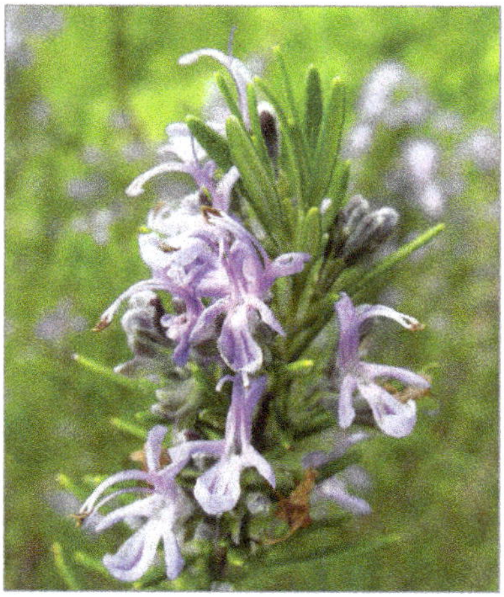

Arbusto siempre verde de la familia de las labiadas, con tallo muy ramoso, hojitas lineales, flores en corola de color azul pálido. El fruto es un aquenio. Crece de manera espontánea por toda la cuenca mediterránea, y se utiliza en la cocina, en farmacia y en perfumería. Posee un aroma intenso. Contiene un aceite esencial, muy perfumado y con sabor a alcanfor, compuesto por pineno, canfeno, alcanfor, etc., con propiedades tónicas, excitantes, carminativas y desinfectantes. Florece entre marzo y octubre; con fines medicinales se usan únicamente las hojas, que se recolectan en verano y se ponen a secar a la sombra.

Su nombre tiene un aire vagamente musical, y significa literalmente *rocío marino*. No es fácil establecer la razón de que, en los orígenes mismos de la botánica, se le concediera un apelativo tan poético. Acaso por el color celeste de sus hojas. La leyenda cuenta que el romero era el componente principal de una loción de belleza extremadamente conocida que empleaba la reina Isabel de Hungría, que reinó en el siglo XIV. Se trata, probablemente, de una réplica del alcoholato de romero que en la actualidad se destila sin ninguna dificultad en el laboratorio, aunque vale la pena saber lo que la propia reina, en el umbral de la muerte, dejó dicho en su testamento. En él asegura que fue un ángel quien le reveló la fórmula de la loción que —años después— le diera encanto y juventud, hasta el punto de que el rey de Polonia se enamoró locamente de ella. Se conserva un pergamino que reproduce, en latín y húngaro antiguo, la dosis exacta de la receta con la que las mujeres que se acercan a su vejez han tratado durante siglos de reconstruir este remedio prodigioso. No se sabe cuántas lograron realmente devolverle a su rostro y a su cuerpo el esplendor de la juventud pasada, pero lo cierto es que el romero, ya sea empleado por vía interna o externa (como agua para lavaduras y compresas), atesora tantas virtudes que no puede sino beneficiar al organismo y, por tanto, a la belleza de la piel y del cuerpo.

Planta que fue muy apreciada por los romanos, quienes consideraban que tenía un origen divino, y que infundía felicidad en los vivos y aseguraba un más allá sereno a los difuntos.

Esta fama procedía sin duda de las propiedades de esta planta, que posee un notable poder excitante del sistema nervioso, estimulante de la secreción gástrica y biliar y una acción tónica en general. Hoy en día, la ciencia echa mano de los preparados a base de romero, sobre todo para curar estados depresivos, así como para devolver la fuerza y el vigor intelectual.

Por vía externa, la fitocosmética moderna utiliza el romero como estimulante y bioactivante cutáneo, mientras que la fitoterapia le reconoce virtudes aperitivas, antiespasmódicas, digestivas y saludables para el hígado, las cuales ya fueron explotadas por nuestras abuelas.

Ruibarbo
Rheum officinale

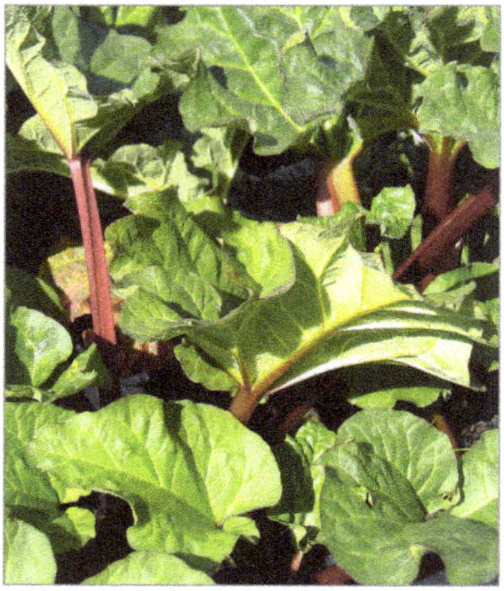

Perteneciente a la familia de las poligonáceas, esta planta perenne, con un rizoma de gran tamaño, tiene tallos de hasta 4 metros, hojas basales muy grandes, habitualmente palmadolobuladas, y abundantes inflorescencias con flores pequeñas. Procede de China, y se le conocen 20 especies. El rizoma, que contiene ciertos principios activos como el rabarberón, la emodina, etc., se usa para elaborar extractos, tinturas o preparaciones medicinales eupépticas, purgantes o coleréticas, según la dosis que se ingiera.

El nombre de la planta significa *raíz bárbara*, debido a su tierra de origen, que a nuestros antepasados les parecía misteriosa y poco civilizada. Es una de las plantas más útiles para el hombre, desde el punto de vista medicinal y también como ingrediente de pastelería, licorería y otras preparaciones. Sus propiedades se alojan, casi en su totalidad, en las raíces, que contienen almidón, tanino, pectina, glucosa, ácido oxálico y una goma.

El ruibarbo era muy conocido en la Antigüedad, hasta el punto de que encontramos rastros de él en los primeros escritos de botánica y de medicina. Hasta Dioscórides habla de él, ya que lo recomienda para reblandecer las vísceras o bien para endurecerlas, según la cantidad de vegetal empleado. Sin embargo, sus propiedades son muy distintas: hoy en día se valora sobre todo como digestivo y aperitivo. De hecho, en el mercado podemos hallar muchos digestivos y licores, así como caramelos y mermeladas, a base de ruibarbo, recomendados por su poder nutritivo.

Para usos farmacológicos, es preferible usar únicamente las raíces, puesto que las hojas y el tallo tienen la tendencia a provocar una acción descalcificante del organismo.

Las propiedades que actualmente se le reconocen son las tónicas (combate la falta de apetito), reconstituyentes, digestivas, antidiarreicas (sobre todo, en la infancia); en dosis más elevadas, combate el estreñimiento y la leucorrea y calma las crisis hepáticas.

La decocción de peciolos, aplicada sobre los abscesos abiertos, los lleva rápidamente a su resolución.

Nuestras abuelas sabían utilizar la planta en la cocina, con múltiples usos. Entre otros, un trocito de peciolo de ruibarbo hervido en agua elimina por completo las incrustaciones de cal que se forman en las ollas y cacerolas, y resulta bastante mejor que los detergentes.

La mermelada de ruibarbo es excelente, de gran poder nutritivo y muy fácil de preparar.

En la fitoterapia actual, se conservan las propiedades laxantes, depurativas y en cualquier caso beneficiosas para el hígado de esta raíz.

Salvia
Salvia officinalis

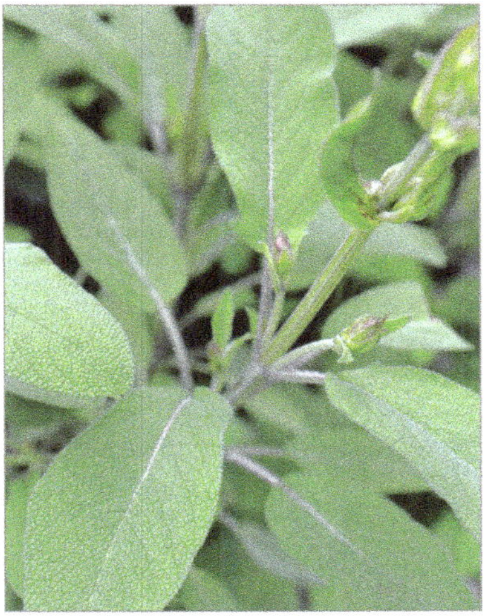

Planta herbácea, de la familia de las labiadas, con más de 500 especies, comunes sobre todo en la cuenca mediterránea y en México. De hasta un metro de alto, es una hierba con hojas de color gris plateado, ovaladolanceoladas, aterciopeladas por el haz y con flores de corola blanca, amarilla, azul o violeta. Los frutos son aquenios ovalados. Florece en mayo y junio.

Contiene principios activos, un aceite esencial y también sustancias gomosas.

En España, no crece con facilidad de manera espontánea, aunque se cultiva algo, ya que no se trata únicamente de una planta ornamental, sino de un aromatizante bastante utilizado en la cocina y un remedio de la medicina familiar por sus propiedades sudoríferas, carminativas y estomacales.

Como prueba de la gran confianza que los antiguos depositaban en las virtudes medicinales de esta planta, basta recordar que su nombre procede del latín *salvus* (inmune), que se le otorgó precisamente en reconocimiento a sus innumerables beneficios.

Incluso, en ciertas épocas, fue considerada como la planta medicinal por antonomasia, y los romanos la recolectaban con un ceremonial especial del que conservamos testimonios. Con la caída del Imperio romano, cuando la magia y la medicina se confundieron, la salvia se convirtió no sólo en el remedio por excelencia que curaba la mayor parte de las enfermedades que se resistían al examen del médico, sino que además era un ingrediente común en todo tipo de filtros y encantamientos. En realidad, las virtudes terapéuticas de esta planta son perfectamente válidas en la actualidad y ahora, como entonces, se la considera como un tónico y estimulante de primera magnitud para el corazón y el sistema nervioso.

Nuestras abuelas tenían siempre al alcance de la mano las hojas de salvia, que son la parte más útil: las recolectaban antes de la floración, las limpiaban con esmero con un trapo suave, sin mojarlas, y las guardaban en tarros de vidrio o cerámica de cierre hermético. Las utilizaban para preparar bebidas digestivas y diuréticas, para curar los reumatismos, regular la función del hígado y devolver la fuerza al organismo.

El dentrífico más utilizado por ellas lo constituían olorosas hojas de salvia que, frotadas contra los dientes, los limpiaban y los dejaban agradablemente perfumados.

Todos estos usos en la farmacopea han resultado, tras ser examinados por las modernas técnicas farmacológicas, de un valor efectivo.

Tomillo
Thymus vulgaris

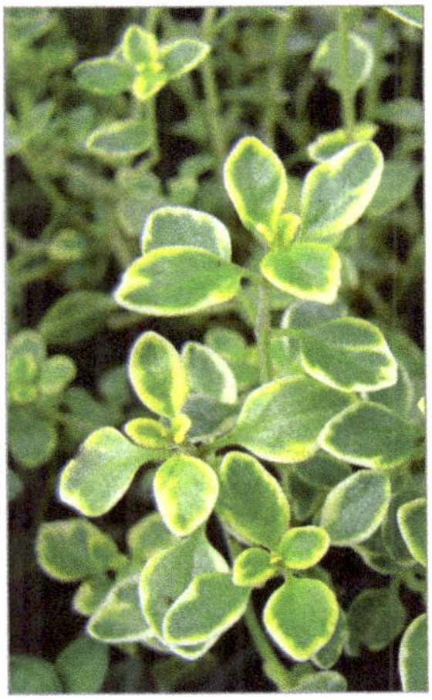

Planta de la familia de las labiadas, que tiene entre 10 y 30 centímetros de altura. Tallo leñoso y ramificado, hojas pequeñas, lanceoladas o lineales, con los bordes ligeramente doblados, que contienen en su tejido unas minúsculas glándulas que desprenden aroma. Las flores, agrupadas en las axilas de las hojas, son de color púrpura o rosa y, en ocasiones, blancas.

Florece entre marzo y julio. Los frutos son aquenios lisos. El tomillo crece en las zonas de clima templado. Además, se cultiva en macetas y en jardines. Contiene algunos principios activos: tanino, timol, pineno y resinas. Posee propiedades digestivas, vermífugas y antisépticas.

Los egipcios fueron los primeros en reconocer su utilidad; los griegos crearon su leyenda, que cuenta que nació de las lágrimas de Ariadna, abandonada por Teseo; los romanos, y antes que ellos los etruscos, lo emplearon para preparar el cuerpo de los difuntos en su viaje al Más Allá. Todos ellos lo utilizaban en la cocina. Se trata de una de las hierbas aromáticas de montaña más activas.

Ya Teofrasto, en el siglo IV a. de C., indicaba que se introdujera en las camas para conseguir un sueño más tranquilo y reparador; el padre Kneipp lo recomendaba para curar la debilidad y la fatiga de las piernas en particular. Las propiedades medicinales del tomillo son infinitas: resulta balsámico y tónico en caso de afecciones catarrales y dispepsia; es un tónico del sistema nervioso; calma la tos (sobre todo de carácter convulso en los niños, a los que se administra en infusión a razón de 20 g de hojas en 150 g de agua hirviendo, filtrada tras un cuarto de hora, más o menos, y añadiéndole miel en abundancia).

Para uso externo, utilizando el aceite esencial que contiene, el tomillo se emplea en fricciones contra reumatismos y dolor artrítico; el mismo aceite, diluido en agua tibia, sirve para gargarismos y lavaduras de la boca y, en su estado puro, para curar y desinfectar heridas.

Es más, la infusión de sumidades floridas calma los dolores de estómago más rebeldes y libera las vías respiratorias, en caso de bronquitis sobre todo.

En resumen, el tomillo es una de las plantas más apreciadas, empleadas y conocidas de la medicina popular. Únicamente hay que procurar no exceder las dosis indicadas porque, a la larga, puede irritar las paredes del intestino.

Aún hoy es reconocido por la ciencia fitoterapéutica moderna como el mayor germicida entre nuestras plantas silvestres, propiedad que le confiere numerosos méritos curativos contra la fermentación intestinal y las afecciones catarrales. Por vía externa, es un estimulante de la piel muy enérgico, que debe usarse con precaución a causa de las irritaciones que puede causar. Aún se utiliza en muchos pueblos, como hacían nuestras abuelas, como antiparasitario (en ocasiones mezclado con flores de lavanda) para lanas y lencería.

Valeriana
Valeriana officinalis

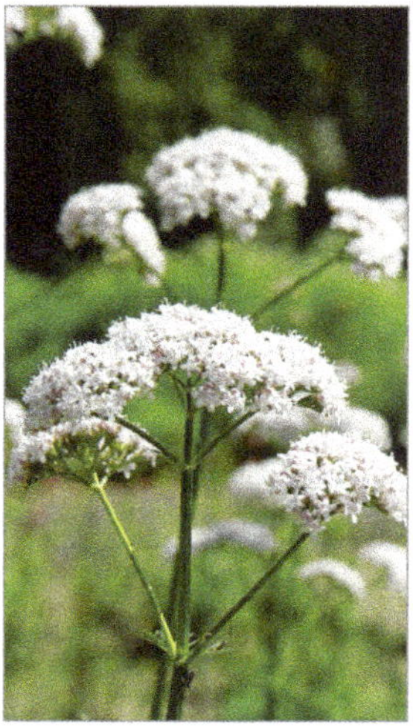

Perteneciente a la familia de las valerianáceas, con 200 especies conocidas, la valeriana es originaria del hemisferio boreal y de los Andes. Planta perenne de tallo recto, puede llegar a medir más de un metro de altura y posee un rizoma estolonífero, provisto de numerosas raíces; hojas opuestas pinnáceas; flores blancas o rosadas en panoja. El fruto es un aquenio. Tanto la raíz como el rizoma contienen ácido valeriánico y —desecadas— desprenden un olor nauseabundo.

La valeriana crece de manera espontánea en pastos sombríos, parajes húmedos y junto a cursos de agua, si bien se cultiva por sus virtudes farmacopeicas, muy apreciadas. En cualquier caso, se ha constatado que son más eficaces, en este sentido, las plantas que crecen espontáneamente en las montañas y que tienen por lo menos dos años de vida.

Los animales, sobre todo los gatos (recibe también el nombre de *hierba de los gatos*), guiados por el instinto —que han conservado, a pesar de vivir junto al hombre—, comen hojas de valeriana cuando se percatan de que algo no anda bien en su organismo. Universalmente conocida como el mejor de los calmantes vegetales, sabemos que es una planta a la que, con cierta exageración, se le han atribuido propiedades casi milagrosas.

Sumamente conocida en la Antigüedad, acaso porque crece por doquier, ya se sabía que las mayores cualidades las poseen, sobre todo, los ejemplares que crecen en zonas montañosas.

La valeriana contiene, además de taninos y mucílagos, un aceite esencial que le confiere un intenso efecto sedante y antiespasmódico que, al revés de lo que ocurre con todos los preparados químicos, no tiene efectos perjudiciales para el organismo. Gracias a estas propiedades calmantes, se empleó en otros tiempos para combatir incluso la epilepsia, al parecer con resultados más bien discretos. Además, se trataba del único somnífero conocido y uno de los escasos remedios contra el dolor de cabeza. Todas estas indicaciones siguen siendo perfectamente válidas. En el recetario de la abuela aparecen varias recetas a base de valeriana, muy aptas para vencer las jaquecas más obstinadas y calmar contracciones nerviosas y calambres nocturnos.

Aún hoy se prescribe valeriana contra las crisis nerviosas, en especial histéricas, para evitar los dolores durante el periodo menstrual y para calmar los calambres estomacales.

Además de las citadas propiedades antijaqueca, sedantes del sistema nervioso, levemente hipnóticas, antiespasmódicas y antineurálgicas, recordemos que para su uso externo se puede recurrir a la decocción de su rizoma, a razón de 10 g en 100 g de agua, para curar contusiones, atenuar dolores musculares y combatir neuralgias en general.

Verbena
Verbena officinalis

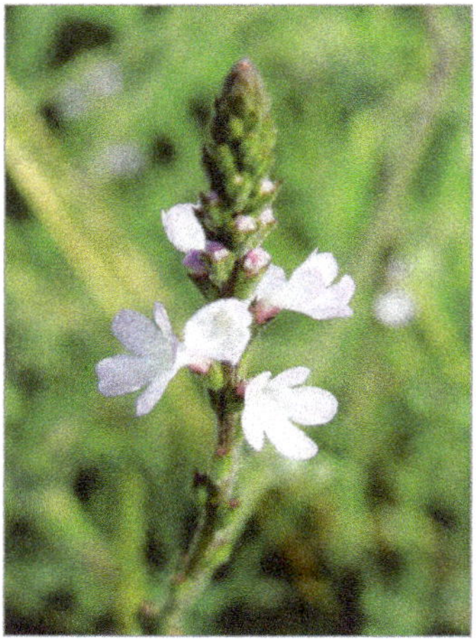

Planta perenne de la familia de las verbenáceas, de unos 50 centímetros de altura, con hojas opuestas y ásperas. Las pequeñas flores, terminales y agrupadas en panoja, son de color rosado o lila, en ocasiones blancas, muy perfumadas. Su fruto es una cápsula.

Crece de forma espontánea en Europa, Asia y África boreal. También es común en España, donde arraiga entre escombros y pedregales, en las orillas de los caminos y en prados y bosques.

El nombre le fue dado a la planta por los romanos, que la consideraban sagrada, hasta el punto de que se adornaban con ella (tanto quienes oficiaban los sacrificios como las propias víctimas). También era habitual llevarla encima cuando se iba a negociar con un enemigo; la planta crecía en el Capitolio.

La verbena posee unas excelentes virtudes medicinales, ya que cura neuralgias y fiebres, reumatismos y anemia, ciática y lumbagos.

Contiene verberina, sustancias tánicas, mucílagos, un aceite esencial que explica sus cualidades sedantes y un principio amargo que estimula el apetito.

Plinio *el Viejo* la trató extensamente, elogiando su capacidad de descongestionar el hígado y la cabeza, así como de detener las hemorragias internas. Dioscórides, por su parte, la prescribía contra las neuralgias de toda clase, incluida la de origen dental, y contra la fiebre en general. Más tarde, se le atribuyó la propiedad de ayudar en los partos difíciles.

La historia de la verbena es antigua y rica en anécdotas. Durante la época de máximo esplendor del Imperio romano, la hierba fue consagrada a Venus, diosa del amor, porque desde siempre se pensaba que esta planta poseía la virtud de suscitar el amor en las personas indiferentes. Y, de hecho, no había filtro amoroso que se preciara del que la verbena no formase parte. Se creía sobre todo que poseía el poder de reavivar el amor cuando estaba languideciendo y, entre los romanos, ostentaba la misma función de talismán que en la actualidad se asigna al muérdago. Era muy habitual poner unas ramitas en grandes recipientes de agua hirviendo, pues se creía que el perfume que desprendía hacía más agradable la convivencia. Por su parte, los romanos la habían conocido y apreciado siguiendo la costumbre de los druidas, quienes limpiaban las piedras de sus altares con verbena sumergida en agua. Otros pueblos la empleaban como corona durante los ritos sacrificiales.

En la actualidad, sabemos con certeza cuáles son las propiedades de la verbena: detiene la diarrea, calma la neuralgia, libera los bronquios del catarro, hace desaparecer la fiebre y el dolor de cabeza, baja la temperatura demasiado elevada y cura el dolor de estómago.

El vino de verbena, preparado con 100 g de raíces frescas en infusión durante 24 horas en 1 litro de vino tinto de calidad y la adición de unas cáscaras de naranja, filtrado al cabo de 24 horas, es un preparado antianémico excelente.

La mayor parte de las aplicaciones de la medicina vegetal moderna tienen en cuenta las propiedades digestivas y depurativas de la verbena, mientras que para uso externo se utiliza para tonificar y purificar boca y garganta.

No hay que confundir la verbena silvestre de nuestra flora, la *Verbena officinalis*, que es prácticamente inodora, con la verbena olorosa (o hierba luisa), que se cultiva en jardines y que pertenece a una especie completamente distinta, *Lippia citriodora*.

Esta última, ingrediente de algunos perfumes, tiene propiedades estimulantes, aromáticas y carminativas. Nuestras abuelas empleaban sus hojas para preparar infusiones perfumadas (10 g de hojas frescas o secas en 1 litro de agua). Esta infusión ayuda a conciliar el sueño, es digestiva y aún hoy se consume de manera habitual como tisana doméstica.

Zanahoria
Daucus carota

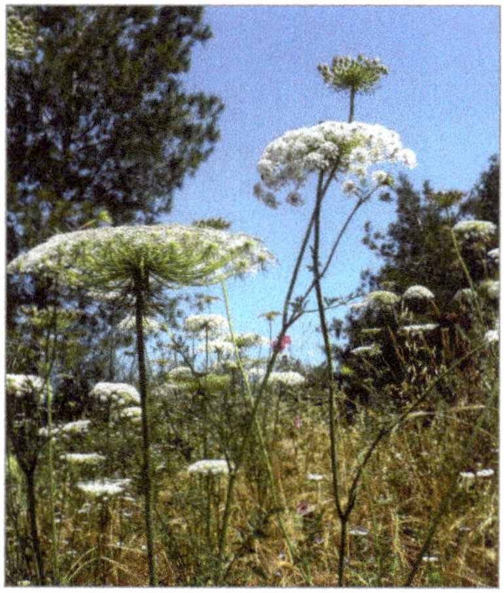

Planta de las umbelíferas, muy común en Europa, donde se cultiva en terrenos pobres. Crece también de forma espontánea. Su raíz, de gran tamaño, rica en azúcares y jugos, es la parte comestible. Además de ser nutritiva, tiene múltiples aplicaciones en la farmacopea casera: se usa como diurético, refrescante, digestivo, antiséptico y vermífugo.

En la Antigüedad, las zanahorias formaban parte de la dieta diaria. Antes incluso de que la medicina oficial reconociera su propiedad de aumentar el nivel de glóbulos rojos de la sangre y de mantener sano el hígado, se decía que «las zanahorias dan sangre» y se recomendaba, sobre todo, que los niños las comieran en abundancia.

Asimismo, la zanahoria (como ocurre también con la manzanilla), está indicada como remedio contra una infinidad de achaques: contra la anemia y los trastornos del hígado y del intestino, las enfermedades de la piel e infecciosas, contra la gripe y la diarrea infantiles, en caso de úlcera estomacal y para liberar el intestino de parásitos. Posee muchas otras indicaciones terapéuticas, tanto su raíz (que es rica en vitaminas B y C) como su zumo, que concentra todos los principios activos que contiene la planta y que resultan especialmente adecuados para los niños durante la fase de crecimiento y para convalecientes de cualquier edad.

Su nombre científico (*dauco* = adormecerse) le fue otorgado por los griegos, quienes le reconocían propiedades calmantes excepcionales. Plinio habló de ellas como una comida muy corriente entre los pueblos galos, aunque ni unos ni otros conocían la zanahoria con el inconfundible color actual, sino otra blanca (aunque poseía las mismas propiedades farmacológicas). A partir del siglo XVI, la zanahoria se hizo popular como plato y como medicina, quizá por su facilidad de cultivo y empleo. De hecho, además de irrumpir en la mesa y pasar a formar parte de las más variadas recetas, empezaron a aprovecharse sus semillas (destiladas) para obtener aceite de zanahoria, que se utiliza ampliamente en la actualidad en la preparación de líquidos estimulantes, ya que contiene caroteno, limoneno y pineno.

La zanahoria carece de contraindicaciones de consideración. Aun así, es recomendable que, quien pueda cultivarla personalmente, prescinda del uso de abonos químicos para no poner en peligro sus propiedades. En el uso doméstico, además, es preferible no pelarlas ni rasparlas, para no echar a perder muchos de los principios activos que contiene su parte más externa, sino limitarse a lavarlas muy bien y secarlas con un trapo.

La fitoterapia moderna utiliza las zanahorias como fuente de vitaminas, reguladores intestinales y depurativos.

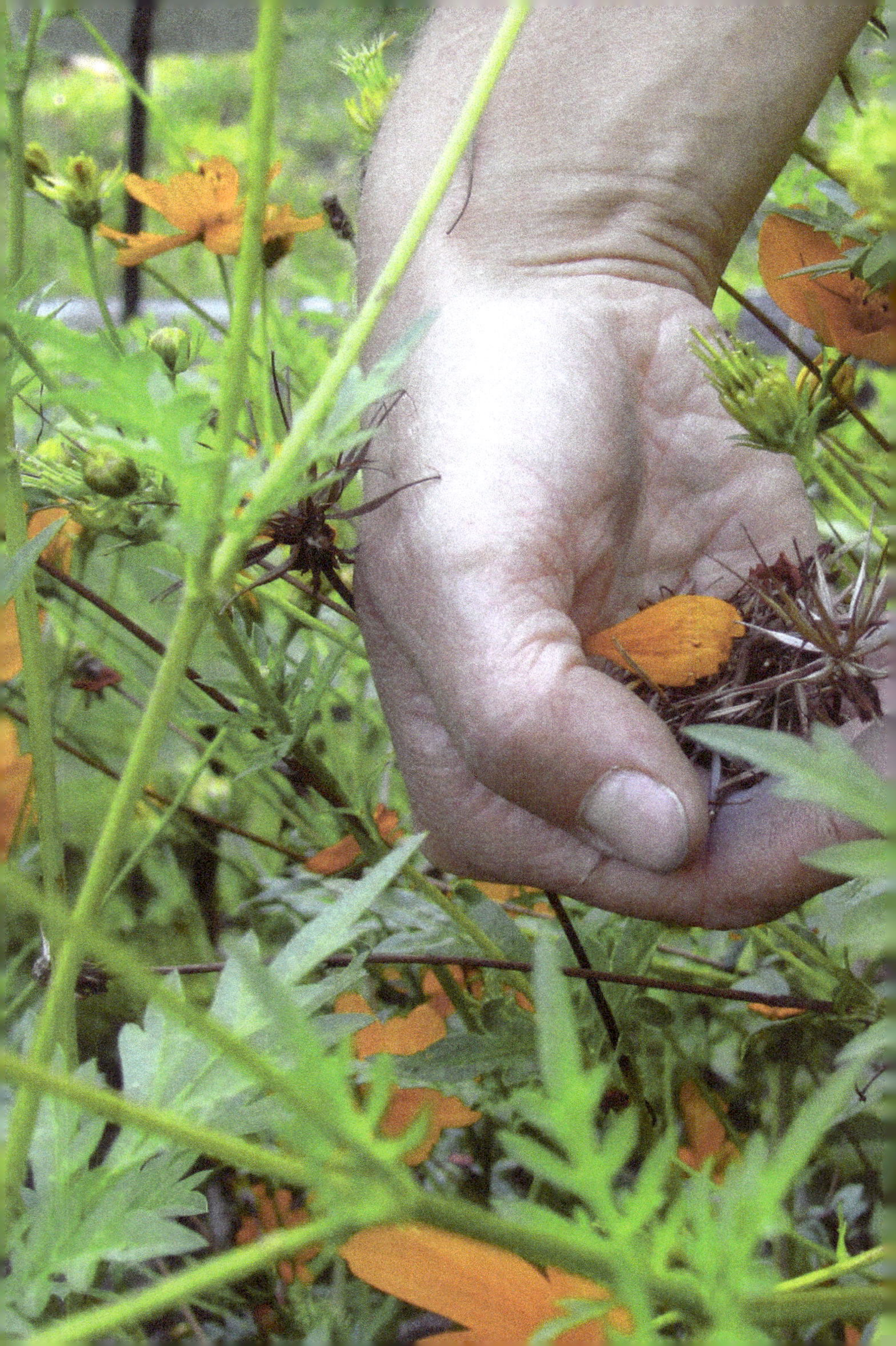

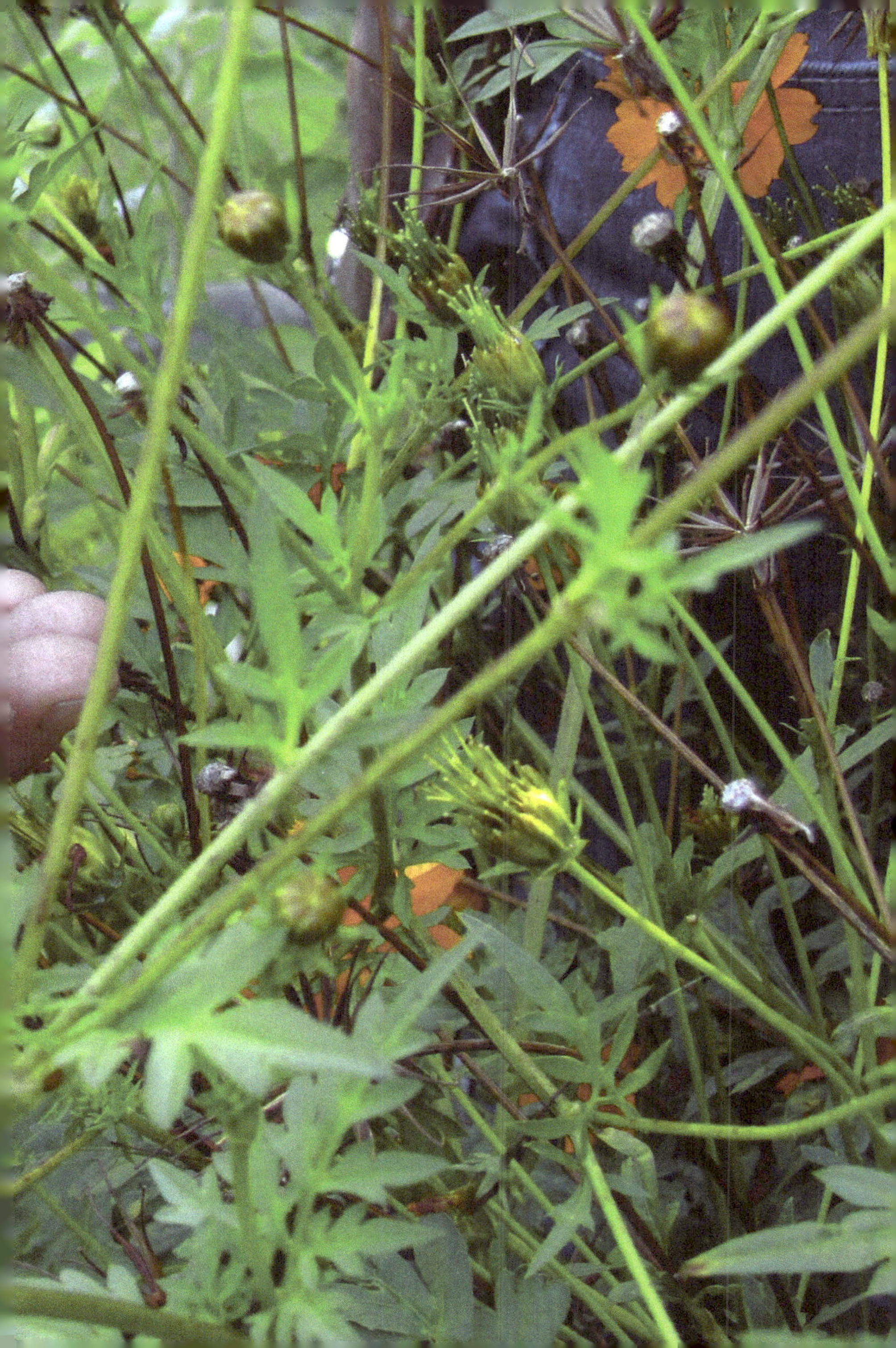

Los productos de la colmena

por Candida Pialorsi Falsina

Cuando se habla de productos de la colmena, se piensa siempre en la miel, la jalea real y el polen.

Estos productos eran ampliamente utilizados en el pasado y su empleo oscilaba con frecuencia entre el uso alimentario y el medicamentoso.

La miel se aconsejaba siempre en caso de tos, para el intestino delgado, para las mucosas irritadas, para devolver las fuerzas a un convaleciente y, en general, para fortalecer a las personas débiles (así también se utilizaba el polen). La jalea real tenía una acción estimulante más enérgica, pero era difícil de obtener de las colmenas, y por ello se hablaba poco de ella. No se conocía el gran valor de las enzimas que contiene la miel, aunque la práctica aconsejaba no calentarla mucho, con el fin de que no perdiera su acción beneficiosa; por ello, las mieles de aspecto líquido —como de oro colado— eran miradas con cierto recelo.

Hoy en día se sabe que, superados los 40° de temperatura, las enzimas se destruyen y desaparece la acción beneficiosa de la miel. En cualquier caso, la miel sigue siendo un alimento de alto contenido calórico y excelente sabor. El cuarto elemento de la colmena son los propóleos, que, como es obvio no se puede seguir considerando como un alimento, un refuerzo calórico o un concentrado vitamínico.

El hombre conoce desde tiempo inmemorial las características de los propóleos. Los egipcios ya habían descubierto sus usos más apropiados, empleándolos para embalsamar.

Pero, ¿qué son los propóleos exactamente?

Los propóleos son el conjunto de las resinas que las abejas obreras recolectan, extrayéndolas de las yemas de las ramas, de las cortezas de los árboles y de las membranas viscosas de algunos pólenes. Estas resinas se vuelven más maleables gracias a la masticación, en la que son amasadas con saliva. Luego se reducen a una bolita minúscula, que se recolecta junto con el polen en las cestitas diminutas que poseen las abejas en las patas posteriores.

Una vez de vuelta en la colmena, otras obreras separan los propóleos del polen y los almacenan para tenerlos a punto en caso de necesidad.

Estas necesidades pueden ser de muy diversa índole, y van desde su uso como cemento para reparar la colmena hasta la acción esterilizante de las paredes donde la abeja reina debe poner sus huevos, pasando por la embalsamación de los insectos intrusos o de larvas muertas.

Precisamente, a raíz del estudio de estos efectos esterilizantes y antifermentativos de los propóleos, se puso de manifiesto la posibilidad de utilizarlos en el tratamiento de las enfermedades del sueño. Sus aplicaciones ya son innumerables, sobre todo en forma de tintura.

Las aplicaciones clásicas y reconocidas atañen principalmente al aparato digestivo, así como a la estomatología y la dermatología.

Con unas gotas de tintura de propóleos en dos dedos de agua, se obtiene un óptimo colutorio; aplicadas directamente sobre la boca, atajan de raíz los síntomas de faringitis o de irritaciones de la cavidad oral.

Tomar cada mañana, durante los meses de invierno, 15 o 20 gotas de tintura de propóleos aumenta las defensas del organismo, manteniendo a raya gripes y toses.

Estas son, únicamente, unas breves notas sobre los valores de los propóleos, aunque es recomendable tenerlas en cuenta y añadir sin temor esta beneficiosa sustancia a la lista de los remedios de la abuela.